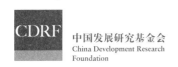

中国发展研究基金会
China Development Research
Foundation

THE APPLICATION
OF ARTIFICIAL INTELLIGENCE
IN THE FIELD OF HEALTH

人工智能
在医疗健康领域的应用

中国发展研究基金会　著

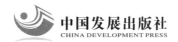

中国发展出版社
CHINA DEVELOPMENT PRESS

图书在版编目（CIP）数据

人工智能在医疗健康领域的应用 / 中国发展研究基金会著. —
北京：中国发展出版社，2021. 7
ISBN 978-7-5177-1164-3

Ⅰ. ①人… Ⅱ. ①中… Ⅲ. ①人工智能—应用—医疗
保健事业—研究 Ⅳ. ①R199.2-39

中国版本图书馆CIP数据核字（2021）第021251号

书　　　名：人工智能在医疗健康领域的应用
著作责任者：中国发展研究基金会
出 版 发 行：中国发展出版社
联 系 地 址：北京经济技术开发区荣华中路22号亦城财富中心1号楼8层（100176）
标 准 书 号：ISBN 978-7-5177-1164-3
经 销 者：各地新华书店
印 刷 者：北京市密东印刷有限公司
开　　　本：787mm×1092mm　1/16
印　　　张：15.5
字　　　数：241千字
版　　　次：2021年7月第1版
印　　　次：2021年7月第1次印刷
定　　　价：68.00元
责 任 编 辑：吴　佳
文 字 编 辑：龚　雪
联 系 电 话：（010）68990625 68990692
购 书 热 线：（010）68990682 68990686
网 络 订 购：http://zgfzcbs.tmall.com
网 购 电 话：（010）68990639 88333349
本 社 网 址：http://www.develpress.com
电 子 邮 件：15210957065@163.com

本书课题组

课题顾问

卢　迈　中国发展研究基金会副理事长、研究员

沈南鹏　红杉资本全球执行合伙人

课题组组长

方　晋　中国发展研究基金会秘书长、研究员

课题独家支持单位

红杉资本中国基金

课题协调人

邱　月　中国发展研究基金会研究二部主任、研究员

翟　佳　红杉资本中国基金董事总经理

丁飞洋　红杉资本中国基金市场品牌部总监

专题报告负责人

《专题报告一 医疗健康领域人工智能的信息化基础建设研究》

颜　强　清华校友总会人工智能大数据专委会副秘书长

《专题报告二 医疗健康领域人工智能产业发展的政策与策略研究》

曹　健　中国人民大学医院管理研究中心研究员

《专题报告三 医疗健康领域人工智能的准入与监管研究》

曹艳林　中国医学科学院医学信息研究所研究员

《专题报告四 医疗健康领域人工智能的研发与推广研究》

姜　雪　北京大学第三医院创新转化中心主任

《专题报告五 医疗健康领域人工智能的生态建设研究》

张成文　北京邮电大学计算机学院副教授

项目负责人

马璐岩　中国发展研究基金会研究二部项目副主任

程昭雯　中国发展研究基金会研究二部项目主任

于孟轲　中国发展研究基金会研究二部项目副主任

课题调研支持单位（按音序排列）

北京推想科技有限公司	北京圆心科技有限公司
成都医云科技有限公司	第四范式（北京）技术有限公司
明略科技集团	企鹅杏仁集团
上海森亿医疗科技有限公司	上海体素信息科技有限公司
上海依图网络科技有限公司	深圳晶泰科技有限公司
微医集团（浙江）有限公司	

实现国民健康长寿，是国家富强、民族振兴的重要标志，也是全国各族人民的共同愿望。"十三五"期间，中国人均预期寿命持续提升，孕产妇死亡率、婴儿死亡率不断下降。然而，随着社会经济发展与人口老龄化、疾病谱的不断变化，人民群众日益增长的健康需求与医疗健康事业发展不平衡、不充分的矛盾日益突出。

科技创新是解决矛盾的关键。人工智能作为新一轮科技革命和产业变革的核心驱动力量，可以在医药研发、临床诊疗、健康管理、疫情研判等领域发挥重要作用。其在医疗健康领域的应用，将推进健康技术革新和医疗服务模式的转变，促进供给侧医疗成本的降低与医疗服务效率的提高；同时，将有助于形成同质、标准、易于延展的医疗服务体系，优化资源配置，保障需求侧，特别是偏远地区民众，人人享有高质量、高标准的同质化医疗服务的权利，促进健康公平性及可及性。

党中央、国务院高度重视人工智能在医疗健康领域的发展，在科技研发、应用推广和产业发展等方面提出了一系列促进措施。近年来，加速积累的技术能力与海量的医疗数据资源、巨大的应用需求，形成我国医疗人工智能发展的独特优势。然而在医疗健康领域的实践中，人工智能仍面临着支持性政策落地难、数据获取与联通共享机制不健全、融资方式单一、产品定价和支付缺乏支撑、市场准入效率低等诸多挑战。在当下的中国，紧扣发展、主动谋划、直面挑战，具有重大的理论和现实意义。

中国发展研究基金会的"人工智能在医疗健康领域的应用研究"课题，对医疗健康领域人工智能的信息化基础建设、产业发展政策与策略、准入与监管、研发与推广、生态建设，以及疫情期间人工智能的应用展开了深入综合的研究。当然，这些工作仍然是探索和尝试性的，我们期待更多的专家、政府部门、行业企业以及社会公众就此进行研究和讨论，也希望本书的公开出版，对推动人工智能在医疗健康领域的应用有所助益，这也是我们开展此项研究的初心。

中国发展研究基金会

2020年是不寻常的一年，新冠肺炎疫情给这个世界带来了不小的波折，也由此引发了一连串连锁反应，特别是医疗健康领域出现了许多新的挑战和机遇。

毋庸置疑，医疗健康和生命科学是人类在任何发展阶段都必须面对的时代主题。美国演化生物学家贾雷德·戴蒙德曾将"病菌"和"枪炮、钢铁"一起，列为影响人类社会发展的三大重要力量；1958年，诺贝尔生理学或医学获得者乔舒亚·莱德伯格也曾说：唯一能对人类在这个星球上的统治地位产生威胁的就是病毒。生命科学和医疗技术的演进将越来越多的疾病攻克，这正是人类文明得以延续和发展的重要原因之一。

医疗健康的发展始终离不开科学技术的保驾护航。时至今日，我们对病毒、细菌、微生物的了解已经比过去广泛而深入得多。医疗技术日新月异，包括检测、监护、治疗等在内的各种医疗器械蓬勃发展，问诊和治疗手段也呈现出快速更新的状态。尤其在新冠肺炎疫情中，以信息化、大数据、人脸识别为特点的人工智能脱颖而出，发挥了重要的作用。

和三百多年前显微镜扮演的角色一样，如今人工智能正成为医疗健康和生命科学获得跃迁式发展的关键所在。伴随卫生信息化和医疗健康大数据的迅速发展，人工智能技术在健康管理、疾病诊疗、药物研发、精准医学等方面的作用逐渐凸显。

红杉中国很早就认识到了人工智能在医疗健康领域蕴藏的巨大潜能。过去十余年，我们在数字健康领域进行了系统布局，搭建了一套完整的生态体系，并逐步在医、药、险等各垂直行业进行深度布局，投资了一批技术领先、应用模式得到市场验证的领军企业。

无论从短期还是长期来看，人工智能发展对医疗健康领域的影响都是一个常议常新的话题。为此，中国发展研究基金会组织发起了"人工智能在医疗健康领域的应用研究"的课题，红杉中国有幸作为独家支持单位参与其中。在为期一年的课题研究中，项目组成员和红杉投资团队密切配合，进行了多次交流，并且广泛调研了红杉中国投资的一批数字健康企业。项目组集中积累了一些"医疗+人工智能"在应用方面的前沿洞察，对很多重要的行业认知进行了重新校准，使得该报告可以在较为充分反映现实情况的基础上延展出更具深度和建设性的观点。

这其中就包括如何准确理解"医疗+人工智能"的现状和前景。作为众星捧月的对象，"医疗+人工智能"有"丰满"的未来，但不得不面对现实的"骨感"。自2015年以来，人工智能虽然已经被列为国家重要战略，并且获得了重要的资金、资源和政策扶持，取得了快速发展，但在实际落地效果层面上，尚存在诸多挑战。比如，受制于不同部门、机构数据孤岛的影响，许多医疗NLP（Natural Language Processing，是人工智能的一个子领域）企业难以获得高质量的健康数据，在真正可以为医院提供医学数据治理和上层医院管理之前，不得不从"负一"甚至"负二"阶段开始，花费大量时间和资源打通数据获取的通道。

　　未来在人类医学史上，人工智能应该会和显微镜、青霉素等一样，成为一个里程碑式的存在，然而这必将是一个"行路难、行难路、路难行"的过程。从长期的视角来看，我们衷心希望，这份报告可以给政府部门、专家、医疗服务等相关企业以及研究机构提供一些新的视角，为推动人工智能在医疗健康领域的蓬勃发展增添一份力量，这亦是本书的初心所在。

　　最后，我们由衷感谢卢迈副理事长、方晋秘书长和全体课题组成员，以及为完成报告提供支持的单位和个人。他们的时间和心血已经凝结成册，将为更多同行带来启迪。

红杉资本中国基金

目录
Contents

面向医疗健康的人工智能应用研究[1]

一、研究背景和意义

健康是促进人的全面发展的必然要求，是经济社会发展的基础条件。实现国民健康长寿，是国家富强、民族振兴的重要标志，也是全国各族人民的共同愿望。党中央把人民身体健康放在优先发展的战略地位，全力推进健康中国建设，为实现中华民族伟大复兴的中国梦提供坚实的健康基础。

作为新一轮科技革命和产业变革的重要驱动力量，人工智能与"互联网+"、大数据成为促进创新发展新的"三驾马车"。伴随卫生信息化和医疗健康大数据的迅速发展，人工智能技术在疾病诊疗、健康管理、药物研发、精准医学等方面的作用凸显[2]。在人口快速老龄化和疾病模式转变的背景下，人工智能符合市场供给侧和需求侧均衡发展的要求。在供给侧，人工智能为医疗健康服务提供了快捷、优化

---

[1] 总报告作者为中国发展研究基金会邱月、马璐岩、于孟轲。

[2] 胡建平：《医疗健康人工智能发展框架与趋势分析》，《中国卫生信息管理杂志》，2018年第15期。

的途径，促进技术革新和医疗服务模式的转变；同时，人工智能将帮助形成同质、标准、易于延展、可控的服务体系，让民众享受高质量和高标准的诊疗服务，并改善医疗健康资源分布不均衡的问题，提高健康的公平性及可及性。在需求侧，医疗健康人工智能可在多个环节发挥作用，如医学影像、健康管理、疾病风险预测、虚拟助理、药物设计、临床诊疗、精神疾病、病理学和营养学等，助力疾病的监测、诊断、治疗和管理①。因此人工智能可以应对因慢性非传染性疾病负担加重和老龄化程度加深带来的医疗健康需求变化。

人工智能的发展已经进入全新战略时代。国际上众多发达国家和地区围绕人工智能制定了发展战略与规划，医疗健康是各国人工智能战略规划重要的领域之一。近年来党中央、国务院以及相关部委从国家发展战略到行业政策，高度重视医疗健康领域人工智能的发展。如何加快医疗健康信息化建设，促进医疗健康人工智能产品的推广与应用，推动医疗健康人工智能产业发展等已经成为医疗健康领域人工智能发展的重大课题。为给我国医疗健康领域发展提供新的驱动力、开展人工智能在医疗健康领域的应用研究、构建促进医疗健康领域人工智能发展的支持性环境已是迫在眉睫。

在上述背景下，中国发展研究基金会于2019年成立"人工智能在医疗健康领域的应用研究"课题组，围绕在医疗健康领域人工智能的信息化基础建设、产业发展政策与策略、准入与监管、研发与推广研究、生态建设五个方面展开了深入综合研究。研究中，课题组不仅结合了政策文本、国际经验、既往研究，还通过访谈和实地调研，对人工智能发展的前沿企业进行了案例研究，获得了丰富的一手数据。

总报告以专题研究和实地调研为基础，阐述人工智能在医疗健康领域的应用

---

① 张旭东、陈校云、舒婷等：《人工智能蓝皮书：中国医疗人工智能发展报告（2019）》，社会科学文献出版社，2019年版。

现状、困难和挑战，并通过国际比较和调查研究，探索总结我国医疗健康领域人工智能开发和应用的差距所在，指出未来发展方向，并对构建支持性政策环境给出可行建议。我们希望，这项研究的完成有利于推进人工智能在医疗健康领域的发展，为优化医疗资源配置、创新医疗服务模式、提升医疗服务水平、促进健康中国战略部署、全面落实深化医药卫生体制改革提供科学的依据和有价值的参考。

二、我国人工智能在医疗健康领域取得的成就

在政府政策、经济社会发展及健康需求的推动下，我国医疗健康人工智能快速发展，并取得了积极进展。

（一）医疗健康人工智能政策体系初步形成，准入与监管政策取得一定突破

自2015年以来，我国出台了一系列政策，对医疗健康领域人工智能的发展提出明确要求，就健康信息化、医疗大数据、智能健康管理等相关技术和产品提出具体规划，指出人工智能在医疗、健康及养老等方面的应用方向[1]。这一举措促进并推动了产业发展。《"十三五"国家科技创新规划》中，明确人工智能要在医疗等关键行业形成示范应用。2017年，"人工智能"首次被写入政府工作报告，成为国家重要战略。此后，《国务院关于印发新一代人工智能发展规划的通知》《促进新一代人工智能产业发展三年行动计划（2018～2020年）》《国务院办公厅关于促进"互联网+医疗健康"发展的意见》《关于促进"互联网+社会服务"发展的意见》等文件的发布，使医疗健康人工智能政策体系初步形成，推动了人工智能研究和应用的

---

[1] 亿欧智库：《2017人工智能赋能医疗产业研究报告》。

快速发展。

我国对医疗健康人工智能的准入与监管也进行了有益探索。《国家健康医疗大数据标准、安全和服务管理办法（试行）》明确了各级单位及个人在医疗健康大数据标准管理、安全管理、服务管理中的权责；《深度学习辅助决策医疗器械软件审批要点》为相应医疗器械软件注册申报提供了专业建议；《关于完善"互联网+"医疗服务价格和医保支付政策的指导意见》明确了"互联网+"医疗服务立项原则、项目名称、服务内涵、计价单元、计价说明等相关规范。

新冠肺炎疫情暴发后，一系列支持性政策迅速出台，人工智能政策布局进一步完善。工业和信息化部于2020年2月发布了《充分发挥人工智能赋能效用 协力抗击新型冠状病毒感染的肺炎疫情 倡议书》，提出进一步发挥人工智能赋能效用，把加快有效支撑疫情防控的相关产品攻关和应用作为优先工作。同时，《国家卫生健康委办公厅关于在疫情防控中做好互联网诊疗咨询服务工作的通知》《国家医保局国家卫生健康委关于推进新冠肺炎疫情防控期间开展"互联网+"医保服务的指导意见》先后发布，强调应充分利用"互联网+医疗"的优势作用，在疫情防控工作中为人民群众提供优质便捷的诊疗咨询服务，并推动各地将符合条件的"互联网+"医疗服务费用纳入医保支付范围。民政部办公厅、中央网信办秘书局、工业和信息化部办公厅、国家卫生健康委员会办公厅联合发布了《新冠肺炎疫情社区防控工作信息化建设和应用指引》的政策文件，提高社区防控的信息化、智能化水平，发挥社区防控在疫情防控中的阻击作用。这些政策的出台为人工智能在医疗健康领域的发展提供了重要支撑。

（二）医疗健康数据量快速累积，信息安全、质量管控意识不断增强

中国医疗健康信息化的发展产生并积累了海量的医疗健康数据，形成中国发展医疗健康人工智能所需要的数据量优势。2020 年，全球数据总量将达到44ZB，其中，中国的数据规模占全球数据总量的18%。

同时，政策层面不断规范与强化基础通信与互联网的信息安全管理。如，有关部门先后出台并修订了网络安全等级保护系列法规与实施办法，个人信息安全规范、信息安全管理体系，以及在互联网、物联网应用领域的一系列国家标准与管理法规，从政策、标准、规范等方面保障数据的合规应用与信息的安全管控。此外，有关部门也实施多项举措以改善数据质量、促进数据共享。第一，为解决数据"孤岛"、促进医疗健康数据的互联互通和共建共享，在国家卫健委指导下，实施了"1+5+X"医疗健康大数据应用发展的总体规划，即建设一个国家数据中心、五个区域中心，并结合各地实际情况，建设若干个应用发展中心。第二，中国食品药品检定研究院成立人工智能小组，并分别于2018年4月和6月完成了眼底图像标准检测数据集和肺部影像标准检测数据集的建设工作，助力人工智能的产品研发与审批。2020年8月，北京协和医院构建了糖尿病视网膜病变常规眼底彩色照相人工智能标准数据库，标志着医疗人工智能的第三方检验获得突破性进展。

（三）医疗健康人工智能技术水平、科技产出快速增长

我国医疗健康领域的人工智能科技产出快速增长。截至2018年，我国医疗健康人工智能领域的中文科技论文产出累计为20570篇，外文科技论文产出累计为44714篇，主要涉及生物医学工程、自动化技术、临床医学、肿瘤学、计算机软件、计算机应用、计算生物学等学科[1]。依托高等院校、科研机构，我国医疗健康人工智能领域的技术力量不断提升。截至2018年，医疗健康人工智能领域相关专利3116项，其中发明专利2429项，实用新型专利687项[2]。

---

[1] 张旭东、陈校云、舒婷等：《人工智能蓝皮书：中国医疗人工智能发展报告（2019）》，社会科学文献出版社，2019年版。

[2] 张旭东、陈校云、舒婷等：《人工智能蓝皮书：中国医疗人工智能发展报告（2019）》，社会科学文献出版社，2019年版。

（四）医疗健康人工智能产业快速发展，市场规模不断扩大

在中央及各省市政策的促进和推动下，我国人工智能产业发展迅速。2019年，中国人工智能整体市场规模达到60亿美元。预计到2024年，中国人工智能软件及应用市场规模将达到127.5亿美元，复合增长率达39.0%[①]。

依托中国医疗健康数据的数据量优势，医疗健康领域人工智能产业快速崛起。截至2019年7月，在中国市场活跃的医疗人工智能企业共有126家[②]，产品分布在医学影像、医疗辅助、疾病预测、健康管理、医院管理、药物研发、医学研究、医疗大数据八大应用场景中。近年来，医疗健康人工智能产业的市场规模不断扩大。2017年，医疗健康人工智能市场规模为136.5亿元，2018年市场规模达到210亿元，同比增长54%[③]。预计到2025年，人工智能应用市场总值将达到1270亿美元，其中医疗行业将占市场规模的五分之一[④]。从融资情况来看，2018年，参与融资的医疗人工智能企业中，有32.61%的企业累计融资金额在1亿元以上，相比2016年千万级的融资金额，融资金额快速增长[⑤]。

专栏

红杉中国在医疗健康人工智能领域的布局

人工智能是推动产业结构转型和供给侧改革的重要力量。作为中国高科技产业发展的助推者，红杉资本中国基金（以下简称红杉中国）始终看好人工智

---

① Do News：《2019中国人工智能软件及应用市场规模达28.9亿美元》。

② 亿欧智库：《2019中国医疗人工智能市场研究报告》。

③ 博裕金融：《中国AI医疗行业报告》。

④ 互联网医疗健康产业联盟：《医疗人工智能技术与应用白皮书（2018）》。

⑤ 张旭东、陈校云、舒婷等：《人工智能蓝皮书：中国医疗人工智能发展报告（2019）》，社会科学文献出版社，2019年版。

能在医疗健康领域的巨大价值。十余年来，红杉中国在数字健康领域搭建了一套完整的生态体系，并逐步在医疗健康各垂直行业深度布局。目前，红杉中国医疗健康成员企业已经近130家，过去4年更是收获了近20家医疗企业上市投资，已囊括数字医药研发与流通、数字医疗服务与人工智能影像、数字医疗保险及健康管理等多个关键板块（图1），医疗健康人工智能体系初见形态。同时红杉中国在不久前发布的《2019~2020年度医药健康领域投资竞争力榜单》中强势登榜。

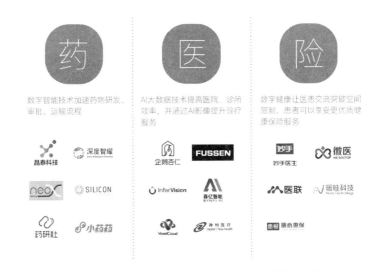

图1 红杉中国在医疗健康人工智能领域布局的部分企业

资料来源：红杉中国。

图1中所示的企业分别是各自领域的领头羊。在数字医药领域，晶泰科技、深度智耀、星亢原等药物研发企业利用人工智能技术攻坚新药靶点，想要通过打造"互联网+智慧医药"的新模式重构医药供应链保障体系。数字智能技术提升了新药研发速率，并且提高了医药流通的效率和安全性。在数字医疗服务领域，企鹅杏仁、神州医疗、森亿智能等医疗大数据公司助力智慧医院建设，提高医院、诊所效率；推想科技、依图科技、体素科技等企业则致力于用

人工智能和云计算技术迅速处理海量医学影像和临床数据，帮助医生进行精准、高效的分析和诊断。作为综合医疗服务的供应商，不少企业也在数字医疗保险领域进行了重要探索，比如妙手医生积极拓展保险TPA（医疗保险第三方管理公司）服务事业板块；微医、医联打通医保账户在线支付；业务相对垂直的暖哇科技、圆心惠保则利用大数据助力健康险，显著改善了患者的就医成本与效率，让患者享受更优质的健康险服务。

如今，人工智能在医疗健康领域迎来了新的发展契机，一些细分领域的优秀企业得到了以红杉中国为代表的投资机构的持续关注和加持。恒安嘉新、第四范式、明略科技等企业，利用大数据平台与人工智能技术，监控疾病传播风险。微医、企鹅杏仁、妙手医生等为患者提供在线问诊与随访服务，分担医疗压力，降低患者交叉感染的风险。人工智能技术在满足医疗需求和解决痛点上证明了自身的巨大价值，进一步坚定了投资机构对医疗健康人工智能企业加大支持的决心和信心，这将进一步加快医疗健康领域人工智能技术与产业的发展。

总体而言，我国已初步建立政府、企业、科研院所等多方参与的医疗健康人工智能生态系统，并对医疗健康领域产生了重要影响。在政府层面，人工智能相关政策陆续制定出台，不仅从顶层设计给予行业积极引导，还在市场准入和行业标准方面对行业进行支持和规范。医疗健康人工智能产业虽仍处于起步阶段，但是发展态势良好，市场规模不断扩大。同时，高校建立的以医工结合为特征的交叉学科研究实体，为医疗健康人工智能技术研发提供了广阔的舞台。

三、我国人工智能在医疗健康领域面临的挑战

人工智能是世界各国高度关注的战略前沿领域，在新冠肺炎疫情防控中发挥了

重大作用，显示了在健康领域的巨大应用前景，但遇到的挑战依然是普遍存在的。2020年3～5月，中国发展研究基金会针对参与疫情防控的42家医疗健康人工智能头部企业[①]进行了问卷调查和访谈，主要聚焦互联网医疗（15家）、人工智能辅助诊断（22家）、大数据监控预警（20家）和智能药物筛选（4家）[②]，了解医疗健康人工智能在未来发展中面临的挑战。调研显示，支持性政策落地难、数据获取共享难、融资难、定价和支付难、注册审批难是产业集中反馈的问题（图2）。

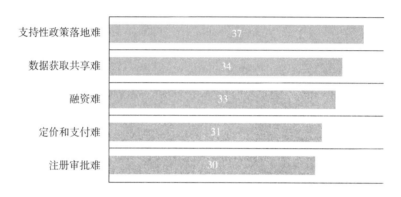

图2 企业认为医疗健康人工智能产业面临的挑战（企业数）

资料来源：作者根据调研数据绘制。

（一）政府部门间缺乏协调，支持性政策落地难，影响企业真正获得政策红利

支持性政策落地难是医疗健康人工智能企业发展面临的首要挑战。调查中，给予反馈的39家企业中，94.9%的企业认为支持性政策在落地方面存在问题，影响企业发展。

---

① 42家企业中，2家上市企业、12家独角兽企业、14家企业曾获得国际、国家和省级奖项。
② 有的企业同时涉及多项门类业务，此处互联网医疗指的是平台型互联网医疗。

一方面，政府部门间缺乏协调，未形成全链条的支持性政策。工信部等部门从国家战略层面出发，明确支持人工智能辅诊技术发展。2017年，国务院出台《新一代人工智能发展规划》，明确提出推广应用人工智能治疗新模式。工信部颁布《促进新一代人工智能产业发展三年行动计划（2018～2020年）》，特别提到要扩大医学影像辅助诊断系统在脑、肺、眼、骨、心脑血管、乳腺等典型疾病领域的临床应用。但是，人工智能辅诊技术在临床应用环节，却面临支持性政策缺乏的困境。2017年，国家卫生和计划生育委员会①出于临床技术难度和风险性考虑，将人工智能辅助诊断技术列为"限制临床应用"，并出台了相应的管理规范和质量控制指标②，此后尚未进行调整。部分已经发展较为成熟且风险较低的人工智能辅诊技术在临床推广应用层面面临挑战。

另一方面，地方配套政策与国家政策不统一，致使支持性政策落地效果大打折扣。2018年，国家卫健委出台《互联网诊疗管理办法（试行）》《互联网医院管理办法（试行）》和《远程医疗服务管理规范（试行）》，在准入、执业规则、监管等方面提出详细的指导意见，鼓励各级实体医疗机构和平台型企业开展互联网诊疗服务。但是，受访企业反映部分省市出台的互联网医院管理办法与国家卫健委出台的政策并不统一。部分省市大幅提高互联网医院申办门槛③，虽未明确规定申办医院的等级，但设定的审批和准入规则实际只有三级医院能够达到。大量基层医院被挡在门外，阻碍了通过互联网医院赋能基层，实现分级诊疗的改革目标。

---

① 现为国家卫生健康委员会。

② 《国家卫生计生委办公厅关于印发造血干细胞移植技术管理规范（2017年版）等15个"限制临床应用"医疗技术管理规范和质量控制指标的通知》，其中包括《人工智能辅助诊断技术管理规范（2017年版）》和《人工智能辅助诊断技术临床应用质量控制指标（2017年版）》。

③ 引自人民网的文章《山东拟出台互联网医院新规：大幅提高门槛，业内人士指为"歧视基层医院"》。

（二）数据获取共享难、联通难，阻碍了人工智能与医疗健康的深度融合

38家对数据获取和共享给出反馈的企业中，34家（89%）企业表示存在挑战。

健康数据结构和标准不统一，阻碍了数字技术产品研发和推广。一方面，中国拥有规模巨大的医疗健康数据，但标准化、结构化程度低，数据质量影响人工智能的学习效果。我国医院的电子病历以非结构化数据为主，结构化数据占比不到20%，产品研发很难获得高质量数据。另一方面，医院信息系统来自600多家不同的服务商，数据标准不一、难以对接，权威医疗数据库难以建立。即使产品在合作医院取得应用成效，也难有权威数据验证产品的可靠性和安全性，对推广使用造成影响。

数据未能互联互通，不利于人工智能与疾病控制、医疗服务的深度融合。以电子病例为例，已经出台的规范和评价标准未以医疗机构间数据共享为目标。当前试行的电子病历分级评价体系要求"到2020年，所有三级医院要达到分级评价4级（全院信息共享）以上，二级医院要达到分级评价3级（院内部门间数据交换）以上"。医疗机构间的数据联通和共享在第7级和第8级才得以体现。大数据预警企业反馈，由于医疗机构之间，医疗机构与疾控体系、与政府部门之间尚未实现数据的互联互通，因此对新发疫情的预警依然极大依赖于人工上报，这就造成了一定的不确定性。据互联网企业反馈，尽管大部分省份已将互联网医疗纳入医保报销范畴，但很多地区的互联网平台依然无法与医保信息系统互联互通，无法实现线上实时结算和报销，只能借助人工审核。

数据的归属权、使用权和隐私保护缺少立法支持，影响数据共享，医疗数据作为重要市场要素的作用难以发挥。我国将医疗健康数据定位为重要的基础战略资源，但尚未出台法律和政策明确数据的归属权和使用权。有企业表示，一方面，医院对患者数据不具有所有权，在未经过患者知情同意的情况下不能将数据用于商业产品开发；另一方面，由于涉及数据安全和隐私保护等敏感问题，医院欠缺动力来探索数据共享方式。近年来，我国出台了多部加强网络信息安全的政策文件，但依

然缺乏针对医疗领域数据安全管理类的政策文件。

（三）融资规模低、融资方式单一，企业预期未来融资困难

39家给予反馈的企业中，33家（84.6%）企业认为在未来发展过程中会面临融资或资金困难，主要集中在涉及人工智能辅诊、大数据监控和人工智能辅助药物筛选企业。

首先，医疗健康人工智能产业融资交易数和交易金额下降，融资规模大幅降低，企业预期存在融资阻力。2019年，美国医疗人工智能企业发生融资117起，金额为13.86亿美元[①]。虽然中国和美国在人工智能技术层面呈现双寡头的竞争格局[②]，但中国的医疗人工智能企业融资规模明显低于美国。2018年，中国医疗人工智能一共发生96次投融资事件，累计融资金额84.7亿元。2019年，由于医疗健康人工智能商业模式发展不顺畅，收益不确定，投资市场日趋理性。同时受经济下行因素影响，中国医疗人工智能企业融资开始大范围受阻。截至2019年10月，中国医疗人工智能企业发生融资事件仅为42起，累计金额38.8亿元，融资金额同比降低了50%。调研中，某头部人工智能影像辅诊企业表示，2016～2018年企业累积融资2.11亿元人民币，但是2019年没有完成任何融资。

其次，医疗健康人工智能企业融资方式单一，影响企业融资。目前，中国医疗健康人工智能企业以股权融资为主。由于企业多属于轻资产型，在银行信贷和发行企业债券等债权融资方式上不占优势。某头部药物筛选企业在调研中表示，公司成立5年来进行了多轮股权融资，而在债权融资方面仅获得一笔政策性贷款。单一融资对企业风险较高。在资本寒冬时期，很多具有潜力的企业因为某轮股权融资不顺

---

① 数据来源：CBinsights.
② 胡建平：《医疗健康人工智能发展框架与趋势分析》，《中国卫生信息管理杂志》，2018年第15期。

可能无法生存。这对产业整体发展不利。

（四）产品定价和支付缺乏支撑，商业闭环难形成

42家给予反馈的企业中，31家（73.8%）企业认为产品的定价和费用支付缺乏支撑，人工智能辅助诊断和互联网医疗企业认为挑战尤其突出。定价和支付问题直接影响了企业商业闭环的形成，企业将无法通过产品获得盈利，发展不可持续。

首先，审评审批规则和进程对人工智能辅诊产品定价产生影响。我国市场监督部门规定，只有通过第三类医疗器械审批的人工智能辅诊产品才能成为医疗服务项目，进而向患者收取服务费。截至2020年6月，我国仅有3项人工智能辅诊产品通过第三类医疗器械审批，大多数产品仍在审评审批过程当中。客观上，我国还没有医疗人工智能产品被纳入医学收费项目。

其次，医院落地难给人工智能辅诊产品定价带来进一步挑战。我国新增医疗服务收费项目须由各级医疗机构提出申请。这就意味着人工智能辅诊产品需要先落地医院才能获得定价资格。但是，我国大部分医院对医疗人工智能仍持观望态度。据调查，2015~2018年，超过30%的医院未在人工智能方面有所投入，有投入的医院中，近40%的医院投入不足50万元（年均不足20万元），投入上千万元的医院仅占5.3%[1]。

最后，技术服务费未被纳入基本公共卫生服务支付范围，人工智能技术在基层收费难。我国由基层医疗卫生机构提供服务的基本公共卫生服务支出为专款专用，列支科目包括居民健康档案、健康教育、预防接种等12项[2]。国家对每一项列支都有明确规定。某家为基层医疗机构提供云巡诊服务的独角兽互联网医疗企业反馈，由于技术服务费未被包括在基本公共卫生服务列支科目中，他们提供的服务不能从

---

[1] 张旭东、陈校云、舒婷等：《人工智能蓝皮书：中国医疗人工智能发展报告（2019）》，社会科学文献出版社，2019年版。

[2] 国家卫生计生委：《国家基本公共卫生服务规范（第三版）》。

基本公卫费用中得到支付，影响了人工智能技术下沉基层。

（五）风险定级较高，审批效率有待提升，对市场准入存在影响

业务涉及审批的34家企业中，30家（88%）企业表示产品审批存在挑战，人工智能辅助诊断企业认为挑战尤其突出。

从严把握的风险定级，使得产品进入市场难度较大。我国将人工智能辅助决策类产品归类为第三类医疗器械，属于风险程度等级最高的医疗器械，要求临床试验且标准更高。企业表示，这种归类能够保障产品的安全有效性，但获得审批的难度较大，产品很难进入市场。美国产品风险定级相对我国较低，多数人工智能辅助决策类产品按照中等风险等级的Ⅱ类医疗器械证进行审批，不直接提供诊断结论，只作为医生辅助决策工具。这是美国推行"降低市场准入、加速审批流程"监管政策走向的表现。

审批效率有待进一步提升，与人工智能产品快速更新迭代的特点不匹配。受访企业的产品从准备申请材料到取得第二类医疗器械证历时一年半，而其在美国食药监局获得高风险的Ⅲ类证用了9个月。美国的快速审批与流程安排有关，也与对标原则存在关联。美国对新产品的审批会对标已完成审批的产品，如果类型和效用一致、产品检测合格和临床试验通过，则将相对快速通过审批。人工智能产品迭代速度快，因此审批效率成为产品应用于临床和更新发展的关键因素。如果审批时间过长，可能导致通过审批的人工智能医疗器械丧失适用性，造成"过审即过气"的困境。

四、加速发展医疗健康人工智能的建议

为了加强人工智能的作用，助力提升健康服务质量和效率，在健康领域抢占人工智能战略制高点，有必要围绕核心问题推进"一揽子改革"，加速人工智能与健康服务的深度融合。

（一）查找政策脱节点，加强中央各部门和中央、地方之间的政策衔接，促进全链条政策形成

互联网、大数据、人工智能等数字技术是世界各国认定的战略前沿领域，需要给予特殊关注。医疗健康人工智能作为其中的重要分支，涉及发改委、工信部、卫健委等多个部委。建议国家科技领导小组以统筹协调的思路梳理既有政策，查找政策脱节之处，并考虑以集中渠道进行政策展示，促进部门政策协调。美国于2019年启动人工智能官方网站，发布美国各联邦机构为落实人工智能战略而采取的具体举措，使各部门政策相互协调，其实践可供参考。对于中央与地方政策衔接的问题，建议中央各部门在出台政策时配套出台细则或政策说明，提供政策咨询，解答地方政府疑问，同时周期性监督地方政策进展，避免地方因规避风险而提高准入门槛、缩小实施范围，导致政策落地大打折扣。

（二）以联通共享为目标健全数据标准，加速区域性、分病种的权威数据库建设，强化法规界定和数据安全

加速建设可供疾病防控、医疗机构之间数据共享的电子病历采集和存储标准，规范信息系统服务商行为，在信息化建设之初将机构间数据的互联互通纳入考虑。在北上广深等相对发达城市，省级三甲医院率先推进数据互联互通改革。探索以学科带头团队牵头建立分病种、区域性权威数据验证平台，以建成全国权威的健康数据测试数据库为战略目标。推动数据隐私保护工具和方法开发，通过加密、脱敏、分级探索数据封装，实现数据共享、应用和安全的多重保障。参考美国、欧洲实践[①]，加快完善法律和规范文件，出台医疗健康领域的数据安全管理类规范，明确人工智能

---

① 美国、欧洲在这一领域有较为健全的法律法规体系，如美国出台《健康保险携带和责任法案》（HIPAA）、欧盟出台《通用数据保护条例》（GDPR）等。

产品、医院和医生的责任划分，明确数据所有权和使用权，界定合规和违规操作。

（三）探索建设多层次的融资和支付体系，助力产业形成可持续商业模式，发挥更大作用

一方面，参考上海市"人工智能创新发展专项资金"实践，探索设立国家级政府专项投资基金，短期缓和外部压力给医疗健康人工智能产业带来的冲击，长期提高融资多样性、促进市场的长期价值塑造。另一方面，探索多重付费机制，支持医疗健康人工智能企业形成可持续商业模式。医保和商业保险探索基于结果和价值付费，将确实具有效果的产品纳入报销。建议将技术服务费纳入基本公共卫生服务支付范围，加快人工智能技术下沉基层。

专栏

科技赋能健康险，助力多层次支付体系发展

商业健康保险是我国医疗保障体系的重要组成部分，是满足人民群众多层次、多样化健康保障需求的重要途径。2020年1月，中国银保监会、国家医保局等13个部门联合出台了《关于促进社会服务领域商业保险发展的意见》，提出力争到2025年商业健康险的市场规模超2万亿元的总体规划。

但是目前，我国商业健康险的发展仍面临有效供给不足、产品结构单一、"泛寿险化"的挑战。在新的发展元年，人工智能技术将可能成为促进健康险产业高速、创新发展的生产要素与动力。通过医疗健康大数据形成并锤炼"人工智能"知识图谱和算法，以"大数据+人工智能"解决"健康险+健康管理"的显效滞后问题，从而全面提升健康险风控能力和创新能力。

人工智能为应对健康险领域的挑战提供了崭新的思路。但是，真正实现以科技驱动健康险价值链将会是一个长期进程，需要保险科技企业、创投机构、政府等多方利益相关者的共同努力。

（四）优化与支付关联的审批规则，探索通过对标审批、专项通道等方式提升审批速度

探索试点放开二类产品（只提供辅助决策但不直接给出诊断结论）作为医疗服务项目，使产品具有收取服务费的资质，避免我国产品因支付问题更多涌至三级产品通道（直接给出诊断结论），增加审批压力和准入难度。细化评审标准和细则，发挥对标审批作用，加速二类风险产品审批进程。探索设立绿色审评通道，帮助具有战略意义、应用价值大的医疗健康人工智能产品快速上市。健全人工智能产品的上市后监管，强调临床应用评估数据收集，扩大对标审批的数据基础。在数据标准化和联通的基础上，加快建设用于审批的标准数据库。

医疗健康领域人工智能的信息化基础建设研究①

2017年，"人工智能"首次被写入国务院政府工作报告，并上升为国家战略。国务院印发《新一代人工智能发展规划》，设置了"智能医疗"专门段落，提出"探索智慧医院建设，开发人机协同的手术机器人、智能诊疗助手，研发柔性可穿戴、生物兼容的生理监测系统，研发人机协同临床智能诊疗方案，实现智能影像识别、病理分型和智能多学科会诊。基于人工智能开展大规模基因组识别、蛋白组学、代谢组学等研究和新药研发，推进医药监管智能化。加强流行病智能监测和防控"。

在中国信息化高速发展的过程中，通过医疗机构、医疗健康服务型企业、政府医疗健康职能部门等渠道，海量的医疗健康相关的数据开始迅速地产生并积累，其中包括医学影像、电子病历、检验检测结果、基因测序与分析，乃至各种不同的健康服务（问诊、科普等）平台的个人健康档案、问诊咨询数据等。对于人工智能而言，这些数据无疑会是最肥沃的"土壤"。

---

① 本专题作者为中国科技专业化促进人工智能大数据专委会主任王霞，清华校友总会人工智能大数据专委会执行会长韩亦舜，清华大学临床医学准聘副教授、北京清华长庚医院肝胆外科副主任冯晓彬，清华校友会人工智能大数据专委会副秘书长颜强，云城（北京）数据科技有限公司CEO王轶捷，清华校友总会人工智能大数据专委会常务副秘书长张芮祺。

通过成熟的人工智能基础技术，企业已经能够对这些医疗数据进行初步的语义分析和数据挖掘，并在医疗基础知识的支撑下，实现对部分疾病的早期预警或自动诊断功能。目前有些功能已经开始进入医疗专业人员的工作场景中，探索实现人工智能辅助医疗健康工作的落地路径。

大量的人工智能从业者们在不断地努力，促进新一代医疗人工智能技术的发展与应用，在深度学习辅助诊断、辅助治疗、辅助决策领域，多方面助力提升医疗卫生体系的治理绩效：缓解专业医务人员短缺局面，为高饱和度工作减负（如：影像医生、病理医生、门诊全科医生等）；洞察医务人员肉眼无法识别与发现的高维空间影像，揭示隐藏在疑难病症之后无法感受也无法表达的"暗知识"，提高诊断准确性和治疗方案科学性；将高等级医院、高年资医生的"人类智能"固化为算法模型，用人工智能赋能基层医院、低年资医生。

与此同时，我们也在研究和落地过程中，逐步深刻地认识到想要大力发展医疗健康领域中的人工智能应用，在基础建模、数据管理、通信传输、安全防护等领域里，还存在着大量的基础性工作需要从业者们投入巨大的热情，耗费大量的时间、精力与资源。

本专题将围绕信息化基础建设，基础要素、算力需求与建设、算法等方面进行深入探讨。希望通过案例研究或数据研究等科学的研究方法，指出人工智能在医疗健康领域应用中存在的关键性问题，并提出有针对性的政策建议。

一、支撑医疗健康人工智能应用的基础要素

医疗健康大数据是国家重要的基础性战略资源。随着互联网、物联网、人工智能等技术在医疗健康领域的不断深入，医疗健康数据由各个医疗机构分散存储管理，开始向"大中心汇聚、小中心应用"的模式演变。而基于数据的研究与应

用，也由以往的单病种单中心科研模式，向单中心多病种、单病种多中心、多病种多中心的联合科研模式演变；由以往的医学研究向医工协同的多学科综合模式发展。医疗卫生也由公共事业向大健康产业发展。大数据与人工智能技术在医疗健康领域的应用从科研项目逐渐走向临床试验，美国已经有多款医疗人工智能产品获得美国食品药品监督管理局（FDA）认证，我国科技部也发布了针对医疗人工智能应用测试的重大科研项目。

当前为人们所广泛认知的一个共识是人工智能发展需要三个基本条件：算力、算法和数据。而随着这三个方面的技术与条件的不断发展与成熟，从技术上来说，人工智能已经从培育、教育市场的阶段，逐渐过渡到技术如何落地、如何与产业相结合的实践阶段。由于海量数据的存在，图像识别、人工智能等方面的基础算法高度成熟，以及计算能力的迅速增长，医疗健康已迅速成为人工智能应用探索的最为重要的垂直应用领域之一。

当人工智能技术在医疗健康领域的诸多场景下不断尝试的时候，与之相关的数据基础服务市场，即从数据的获取、存储、传输、管理、共享、应用，以及数据的管理与治理、数据安全等方面，也迎来了前所未有的巨大挑战和机遇。

另外一个需要引起产业重视的事实是，不同的应用场景下的先验业务知识如何融入数据与算法之中，同样考验着从业者的能力与毅力，这在当前已经逐渐成为人工智能在医疗健康领域成功落地的重要因素。从产业落地应用的角度来看，这一点或将成为未来人工智能顺利实现价值的最关键的制约因素，也是从业者将来要面临的最严峻的考验，不过这也意味着从业者尚有不断发展进步的巨大空间、机遇与市场。

在下文中，我们将对支撑中国医疗健康人工智能行业发展的信息化基础设施的现状与问题，进行系统的分析与汇总，并从国家政策层面，就如何在诸多价值链节点上促进问题的解决与推进，进行尝试性的探讨。也将以人工智能的发展所需要的基本要素（数据、算法、算力）以及医疗健康的专业认知、知识与数据、算法的融合为基本框架逐步展开（图1-1）。

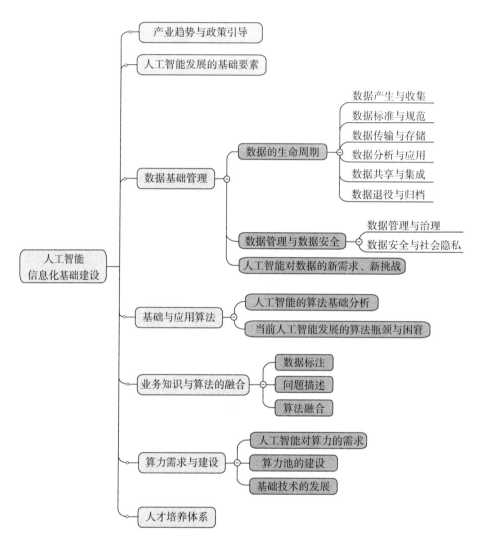

图 1-1　人工智能信息化基础建设的基本结构

二、医疗健康人工智能应用的数据基础现状

2018年3月，由国务院办公厅发布的《科学数据管理办法》，明确了科学数据在使用过程中的责任和行为规范。政策层面的关注表明，科学数据作为国家科技创新发展和经济社会发展的重要基础性战略资源，在科技创新的过程中所起的作用越来越重要，而科技创新也越来越依赖于大量、系统、高可信度的科学数据的支撑。

狭义的医疗健康大数据包括了医学领域的大量异构数据，包括医学医理的知识数据，主要是医疗机构在居民疾病的诊断与治疗干预过程中所产生的大量影像、病历、检验结果、监测与检测数据、医药数据、医学研究数据等。

广义的医疗健康大数据的涵盖范围非常广，除了上述医疗领域的数据，还包括国民健康服务、国民健康保障这两大体系所产生的数据，以及与影响国民身体健康的多种因素相关的大数据，具体包括生理大数据（含基因等多组学大数据）、心理大数据、环境健康大数据、生活方式大数据、医疗机构大数据、公共卫生大数据、健康管理大数据、互联网健康服务大数据、医疗保障大数据、商业保险大数据、运动大数据、营养饮食大数据等。

从数据积累的角度来讲，中国发展医疗健康人工智能的优势很明显。据互联网数据中心（IDC）统计，2011年全球数据存储总量已经达到1.8ZB，并且仍然在以每2年翻一番的速度极速增长，预计10年后，全球存储的总数据量，将达到35ZB，增长将近20倍，全球大数据产业规模将达到2047亿美元，我国大数据产业规模至少会占有全球20%以上的份额。

在建立数据共享开放平台的部分城市中，健康大数据依然被框定在医疗机构大数据（甚至只是医院大数据）的范围内。令人欣慰的是，我国在数据的质量管理方面也一直在坚持不懈地努力着。医院大数据可以定期采集、处理相对规范、应用相对成熟，是卫生健康部门、医保部门、商业机构开展行业治理的基本要求。2015

年以来，国家卫生健康部门围绕系统集成、业务协同、数据互联互通、智慧医疗应用，先后实施了一系列举措，包括电子病历系统应用水平分级评价、医院信息平台应用功能指引、医院信息互联互通标准化成熟度测评等。

任何数据从产生到"退役"，都经历着一个完整的生命周期。而在生命周期的不同阶段，对于数据的要求是不同的，所以也需要有针对性地对不同阶段中的数据进行分析、管理与规范（图1-2）。

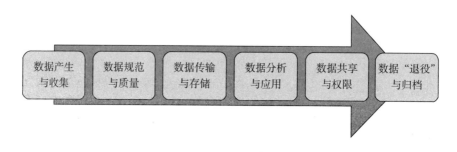

图1-2　人工智能发展中的医疗健康数据生命周期

（一）数据的产生与收集

随着医疗产业信息化建设的不断推进和互联网+医疗健康的高速发展，医疗健康数据的产生与收集，已经逐渐形成了一个多方位、多渠道、多场景的格局。总体而言，主要集中在以下几个方面。

1. 数据产生来源一：医疗健康系统信息化

医院信息化系统的建设，积累了大量的诊疗数据。现代医疗系统中，以电子健康档案、电子病历、医学影像、检验检查以及个人医疗档案为基础的医疗健康信息化系统为医疗体系的建立提供了巨大的便利，在此基础上，积累了丰富的医疗数据。这些数据，以电子病历为核心，内容涵盖疾病病情、检查检验、诊断、治疗、康复的全过程，是医务人员在医疗活动过程中所有文字、数据、图表、影像、住院过程等资料的有机整合。医院、诊所、临床检验机构等现代医疗系统的运作每天会产生大量的诊疗数据，这些数据种类繁多、异构复杂，蕴含着以病人与疾病为主体的多个维度的医疗与治疗信息。例如，一家三甲医院大约每天会产生几TB到十几TB的数据，随着新技术的不断发展、电子病历系统的不断成熟、数据采集体系的不断完善，这一数据规模依然会保持不断增加的趋势。

电子健康档案不断推进个人全周期、全维度的健康数据汇集。电子健康档案，又称为电子健康记录（EHR），以个人健康为核心，贯穿整个生命周期，涵盖各种健康相关因素，进行多渠道、动态的信息收集，形成一份即时更新、具备时间连续性的完整档案，内容可以涵盖疾病诊疗信息、防疫、体检、运动等全方位的信息。20世纪90年代中后期，随着对电子病历系统化研究的日益深入，发达国家纷纷开始致力于对电子健康档案的研究与实践。我国从2009年开始在全国范围进行统一居民健康档案的研究与实践，并逐步实施规范管理。健康档案更符合以健康为中心的卫生服务模式，由于其能够提供覆盖全人群准确的、全面的个人健康信息及就诊记录数据，因此有助于医生开展诊疗活动、社会慢性病防控与健康教育工作。

在上述领域中，医疗健康数据的产生与收集，和当前医疗健康信息化建设密不可分。以医院信息系统（HIS）、实验室信息管理系统（LIS）、医学影像存档与通信系统（PACS）等核心系统为中心的医疗健康信息化系统的建设和运营，为此类数据的采集奠定了基础。

（1）相关信息化建设的现状

我国的医疗信息化建设自20世纪末期开始，经过了20多年的发展，乘着当前信息化、互联网、网络等基础技术的东风，已经发展到了相对成熟的阶段。

随着HIS系统的不断升级与改进，其功能正在从单纯的挂号、收费等功能向住院管理查询、药品管理与检索、物流管理、报表统计、护士工作站等更丰富的功能扩展和升级，这同时也要求与之相关的其他系统进行及时更新，并和不同系统进行有效联接。但是，多数医院在推动全院HIS系统与局域网的联接与汇总时困难重重。在新农合医保制度确立之后，医院的输血管理系统、体检管理系统和病案管理系统等的实时对接的需求更为迫切，只有实现不同模块、不同系统的实时连接才能达到医疗资源共享与应用的目标。

近年来，国家在医疗健康系统的互联互通工作方面制定了许多相关政策。卫计委①信息中心在2017年9月组织编写并印发了《国家医疗健康信息区域（医院）信息互联互通标准化成熟度测评方案（2017年版）》，推动医院信息化系统互联互通工作的深入开展。各大医疗系统厂商也相继推出各自的医院集成数据平台以及其他相关应用与数据集成的解决方案。

（2）医疗信息化对人工智能发展的重要性

医疗健康数据中包含着以病人与疾病为中心的多维度信息，是人工智能技术应用的关键数据来源。各种检测、问诊、影像以及各种化验试验等静态数据，代表着以人为中心的身体状态信息。医生们运用自己的专业知识，对这些静态数据进行分析、研究、判断，形成了诊断信息和更完整的病历数据。医生通过药物、手术、针剂、饮食等多种手段对人体进行各种干预，治疗人类所患的疾病，并通过不同时间的静态数据采集（检测、问诊、影像、化验试验等），记录病人身体的变化。这些是医疗信息化所记录的医疗数据的几个主要信息维度。

纵向来说，从时间维度上看疾病治疗与病情变化过程，横向来说，以病种为中心的患有同种疾病的人群的队列数据，都是人工智能学习与应用的关键养料。可以说，医疗健康系统大量的数据沉积，是人工智能研究数据基础最主要的组成部分，而医生对数据进行分析、研究而做出的诊断结果，则是人工智能学习的主要内容。所以数据的质量好坏从根本上决定了包括人工智能在内的数据应用技术是否能达成最好效果。

---

① 现为国家卫生健康委员会。

（3）与国外医疗信息化建设的对比

对比欧美等发达国家和地区的医疗信息化进程，我国整体起步比较晚，当前还处在基础水平，缺乏行之有效的评价体系与监管框架。因此我们在推进信息化建设的过程中，必然会出现来自体制、人才、管理、资金、政策法规等多个维度的一系列问题。医院的信息化建设是一个循序渐进的过程，只有不断发现问题，并提出有效的解决方案，保证实施的力度，才能推动医疗卫生事业信息化建设的良性发展。

（4）如何改善医疗信息化的建设进程

由于我国的人口基数庞大，医疗健康产业体量巨大，所沉淀的数据量随之变得巨大。这是我国医疗健康信息化发展的一个巨大优势。但由于我国信息化建设起步晚、规划能力欠缺、资金投入不足等原因，我国的医疗信息化基础建设还存在着明显的不足。

医疗信息化建设始终维持在一个表面的、基础层面的信息记录与传递的水平，无法形成对医疗信息与数据的深度整合应用，也无法促进医疗体系的深度优化与变革。这些问题不仅是医院自身的问题，也是软件开发商、相关运营商的问题，是未来政府工作的一部分。

针对信息化系统建设中存在的不同问题，要从多方面、多角度进行有针对性的完善与解决，需要政府部门、医疗卫生机构、IT供应商以及相关的技术与服务商的共同参与。不仅要求医院的领导层要从医院的长远利益出发，改变单一、落后的观念，积极发展医院的信息化建设工作，引进相关的人才，给予充分的资金投入，做好信息化系统的建设与维护工作，改善医院的业务流程，保证信息化系统的稳定；也需要政府部门的大力支持与鼓励，在医院信息化建设的过程中给予相应的政策与法规支持，培养建立新型的医疗信息服务市场，促进医疗卫生服务机构与医疗器械商、网络供应商、系统集成商、电信运营商等的良好合作关系，带动产业链与利益链的发展，推动医疗卫生产业的升级。

从医院各大相关系统的开发与运行角度看，医院作为服务性机构的重点和中心工作是围绕患者进行的，加强临床信息系统的建设，做到医生工作站、护士工作站、电子病历、医学影像学系统的实时联接、资源共享，是信息化建设的重点。大部分的医院信息化建设正在从单一的挂号、收费管理模式向临床核心应用、系统各模块的整合联系方向发展，建立更加先进、成熟的医院管理模式。同时，更多的医院也在数字化、信息化管理的基础上开始发展医疗教学与研究、远程咨询与诊疗、全自动化办公的新模式。在HIS系统设计时，要求遵循经济性、安全性、实用性、可管理性和可扩展性的原则，使系统的设计、建设能够满足医院长远发展的需求，参与医院的整体规划，做到管理透明化，实施顺序化。对于一些二级医疗单位，在信息化建设实施难度较大的情况下，要积极进行探索和实践，走出一条适合自己的信息化发展之路。

2. 数据产生来源二：公共卫生数据

维基百科对公共卫生的定义：公共卫生是通过组织社区资源，为公众提供疾病预防和健康促进的一门管理学，它使用预防医学、健康促进、环境卫生、社会科学等技术和手段。公共卫生体系由国际公共卫生组织、国家公共卫生组织、地方公共卫生组织和社区公共卫生组织组成。

社区公共卫生组织是公共卫生体系的重要组成部分，主要承担的是社区健康教育、愈后康复管理、社区基础医疗、慢性病预防与管理、残疾人康复管理以及生育指导等基础健康内容。

随着计算机技术与网络技术的不断发展，社区卫生信息化建设也是我国大力推进的医疗信息化工作的重要组成部分。社区卫生信息化以健康信息为核心、管理信息为纽带、分析决策系统信息为主导的全面信息化进程，体现了现代信息技术在医疗卫生领域的充分应用，有助于实现资源整合、流程优化，降低运行成本，提高服务质量、工作效率和管理水平。而在信息化实施与应用的过程中，大量的公民基础健康数据被采集、存储、应用起来，形成了对医疗数据的极大补充。

公共卫生数据的涵盖范围极其广泛，包括公民基础健康管理数据（体检、慢性病管理、基础医疗信息等）、疾病监测与卫生监督数据（传染病、慢性病、症候群及病原的监测）以及餐饮、食品、水源的监测。由多渠道所得多种数据相融合形成一个庞大的信息系统。

公共卫生中有一个比较关键的领域是传染病的预防与应急管理。世界上多数国家都设有疾病预防控制中心（CDC）这样一个机构，例如美国疾病预防控制中心（CDC-USA）和中国在1983年成立的中国疾病预防控制中心（China CDC），负责实施疾病预防控制与公共卫生技术管理和服务，并负责国内外疾病预防控制及相关信息搜集、分析和预测预报，为疾病预防控制决策提供科学依据。2003年，中国经历了非典（SARS）这一突发性未知病毒危机之后，投入大量资源，建立了国家级疾病预防控制和公共卫生信息网络，并在近10年不断完善，实现了传染病的信息直报与分级分区预警体系。这一网络的正常运行，同样产生、积累并汇聚了大量的关于传染病记录与管理、疫苗研发与推广、公民健康状况等维度的基础数据。另外，在水源的检测、土地与食品的检测与管理、空气污染的治理等领域的软件与信息技术应用不断增加，大量的相关数据也在不断沉淀。

3. 数据产生来源三：互联网健康数据采集

网络健康服务平台为大众提供了丰富的健康服务，并产生大量的与健康相关的数据。各大平台服务商各显其能，不断地通过各种方法推动平台的发展，注册会员人数急剧增加。不同的网站或手机应用（App）面向不同的用户群体，提供不同的服务，比如健康问题咨询、专家网络问诊、用药指导、健康管理或搭建病友相互交流的平台等。这些平台通过提供不同的与医护人员、消费群体的互动服务，沉淀了大量的患者健康数据。除此之外，普通社交网络中也隐藏着大量的疾病与健康分享数据。各大搜索引擎则收集了人们的大量"行为数据"，例如人们习惯在网上搜索疾病的治疗方法与危险因素或者保健养生之道等。这些数据在各大网络运营商、平台运营商的后台逐渐积累，形成了一个巨大的数据池，其中所包含的人们的健康状态信息，注册的医护人员的知识、判断信息以及各种药物、营养品的信息，能够为医疗健康大数据的分析提供丰富的数据资源。

个人日常生理数据随着物联网与可穿戴设备的迅速发展，也不断地向不同的数据平台汇聚。可穿戴健康设备产品形态多样，功能逐渐丰富，与健康相关的手机应用更是迅速增多。随着其受众范围的不断扩大，人体健康数据的采集变得更加方便，所有佩戴者都成为了传感器，不断地收集、传递、汇集每一个人自身的健康数据。

（1）互联网联接各大医疗机构与政府机关

随着医疗健康信息化的不断推进，同样响应国家对互联网+医疗服务的号召，各大医疗机构不断地将医院的信息化建设利用互联网技术向外延伸，为公众提供与医院业务相关的挂号、到诊、问诊、用药指导、健康咨询等服务；有的医院还通过互联网将移动设施（例如救护车、转诊车等）、异地分支机构等相互联接，进一步延伸扩展了医院信息化和院内互联互通；同时在专业机构之间联接，开展在线会诊、协助转诊、联合科研等协同业务。另外，在政府机构（公共卫生部门、CDC等）与医疗系统之间，也通过互联网构建了更为广泛的协同体系。

（2）互联网医疗服务建设的发展现状

近20年来，互联网技术发展不断成熟，智能终端逐步普及，基于互联网技术的应用在各个领域不断涌现，医疗健康相关的互联网应用也随之得到极大的发展。而随着我国近年来大力发展互联网经济，互联网医疗产业也呈现出爆发式的增长，健康教育、疾病风险评估及远程诊疗咨询、愈后康复与慢性病管理等领域，呈现了多种形式的医疗健康服务。

① 互联网医院

案例：某互联网医疗服务平台，以专科慢性病管理为特色，医联互联网医院现已覆盖肝病、骨科、肿瘤等多个病种领域。

② 互联网服务平台

案例一：互联网医疗服务平台，覆盖医院/医生信息查询、图文问诊、电话问诊、远程视频门诊、门诊精准预约、诊后疾病管理、家庭医生、疾病知识科普等多个领域的综合互联网医疗健康服务平台。

案例二：互联网在线问诊平台，提供在线问诊、空中医院、私人医生、开放平台和互联网诊疗平台等多种服务的互联网平台。

③ 互联网医疗健康信息平台

案例：某药物信息平台，药智网是全国最大的生物医药、化工在线技术交易平台。该平台专门针对生物医药、化工领域推出专业性的知识、技术交易平台，技术需求者可以通过本平台发布技术需求、寻求技术解决方案；专业人员在本平台通过解决科学技术问题从而体现经济价值，将全国各地的专业人员和医药化工单位所面临的技术难题联接起来，架起了技术交易的服务平台。

来自互联网的医疗健康数据普遍存在数据质量低下的问题，所采集信息的准确性、完整性、时效性、统一性都无法得到很好的保证，不同数据源的数据无法联通，碎片化严重。同时，由于缺乏专业知识与能力，数据的片面性与不规范性非常突出。一般来说，来自互联网平台的医疗健康数据中所蕴含的信息量与信息价值普遍偏低，无法满足对数据要求很高的医疗场景的机器学习要求。

4. 数据产生来源四：医学研究与精准医学检测

基因组学数据、蛋白质组学数据、分子影像数据、第三代与第四代DNA测序技术的发展，使便捷而价格相对低廉的基因测序成为可能，千人基因组计划与DNA元素百科全书计划（ENCODE）是其中两个重要代表。前者在已完成的第一阶段就已经对超过1000个基因组进行了测序，人类一个基因组测序结果大约占140GB，该项目产生的数据库是目前关于人类的遗传变异的最大数据库，其成果被广泛应用。后者在大约150种细胞类型中进行了1600次试验，这些试验产生了惊人的数据与信息。在中国，深圳华大基因研究院每天约产生6TB的基因组学数据。2015年1月30日，时任美国总统奥巴马宣布了一项名为"精准医学"的计划，这项计划的核心在于创建一个囊括各个年龄阶层、各种身体状况志愿者的基因数据库，这些数据将为癌症及多种疾病的个性化治疗提供有价值的信息。

在医疗研究领域，目前普遍存在的一个数据应用的难题，在于各大研究院所与实验室所产生的实验数据的"孤岛"特性。科研者们往往只有在发表论文的时候，才会公布相关的验证数据，而对于研究过程中的大量的原始实验数据、失败的实验所产生的数据，往往会存储于自己的研究机构中，而不会通过任何的机制与外部共享。这就造成了大量的数据被孤立在各自的存储管理范围内，而无法与业界形成共享数据、联合研究。

（1）前沿学科对数据的需求面临巨大挑战

前沿基础性生命科学与医学的研究需要全新的研究数据积累。随着人工智能的不断深入发展，科学家们也开始在最前沿的领域里不断尝试，推进数据科学在医疗健康数据领域研究的不断深入。很多全新的领域也随着技术的不断发展、算法的不断成熟而进入研究者的视线，尤其在DNA、RNA、活性生物医药、分子生物技术等研究领域，人们逐渐跨越到过去无法想象的全新高度。这些全新领域的研究有一个普遍的特点，就是对数据分析技术的依赖程度不断地提高，人工智能与大数据技术基本上是这类研究的原生态基础技术，不可或缺。而这些全新领域的研究者们，普遍拥有一个苦恼：由于研究领域的前沿性，当前的医疗健康活动所产生的海量数据中涉及这些新型学科的内容并不存在；也就意味着，现有数据无法为这些研究者提供任何的帮助，研究人员面对着无数据可用的窘境。如何促进此类前沿科技的研究与应用，迅速地积累、汇聚相关的实验与研究数据，满足研究者对数据的需要，便成为摆在相关人士面前的一个重大难题。

（2）国外基本现状

从广义上说，欧美国家数据的产生和采集有两个视角。一是个人的各种数据的产生、采集、汇总、使用，这个过程注重数据的隐私和安全性的保障；二是人口的大规模、大面积的单一种类的健康数据的采集。

作为消费者，我们往往对于个体数据的采集有丰富的体验。无论是去实体的医院，还是采用网络服务的方式咨询虚拟医生，抑或是使用体重管理或服药提醒的App，消费者的个人健康数据在这个过程中无疑都被采集，并通过各种IT设施被存储和分析。但是这一类的数据从生成到采集一般有相应的法律法规来规范管理。譬如，美国的《健康保险携带和责任法案》（以下简称HIPAA）的综合规定（Omnibus Rule），就明确规定了健康App作为商业用途，其数据的采集、存储、共享等必须符合法律规定。一旦有违规情况发生，那么应受到相应的处罚。

广义上的大规模数据采集，目前在欧美国家主要依赖于各种普查、调研以及对外开放的数据集。这类行为也有相应法律法规作为基础，用于普查、科研数据的采集及使用规范。

在上述两类数据采集方式得到极大发展的情况下，欧美各国基于数据的人工智能的健康产业也得到了推动。近两年来，人工智能在细分领域的数量、总体研究的数量以及在研究中采用大数据分析的比例方面，都有大规模上升。

在数据采集方面，欧美各国主要面临以下3类问题。

① 与时俱进的需求往往给各机构带来较高的成本，不仅含有IT软硬件及服务成本，也有人员培训、流程重塑成本。目前欧美很多机构担心英国脱欧对于健康数据的采集、存储、使用的影响。众所周知的是，欧盟的《通用数据保护条例》（GDPR）的管辖范围不仅仅停留于国境线内，而"脱欧"在很大程度上将会引起数据科学的连锁反应，加重健康行业的负担。

② 科技是把双刃剑。技术的进步有时会引起新旧业务系统、业务逻辑的冲突，带来数据采集、存储、使用链条的割裂，造成数据安全的多种隐患。譬如近年来时有发生的在公有云上发现未加密、久未使用、源头不明、所有者不明的真实用户的敏感数据集。

③ 数据采集新技术的日新月异，让健康机构很难有效审计数据及数据采集方式的合规性，也在研发有效使用、有效分析数据的能力上疲于奔命。从这个角度来

看，一些国家和地区将数据风险责任归于健康机构的方式存在缺陷，有可能让健康机构很难再接受新的数据采集方式。但将风险归于新技术公司，尤其是大量的初创公司，也存在公司无力承担风险的情况。

以上三种情况，均会让健康数据的采集、存储和使用滞后于市场的需求，也均会令使用这些新技术的人处于不被保护的境地。

（二）数据质量与规范

1. 数据质量问题及其重要性

人工智能的发展离不开高质量的数据集，数据质量对机器学习的效果起着至关重要的作用。2018年，一份由JASON咨询机构为美国国家健康信息技术协作办公室（ONC）和美国医疗保健研究与质量局（AHRQ）准备的报告指出："如果使用电子化病案为人工智能应用提供基础数据支持的话，那么了解其中数据的质量以及如何使用人工智能算法来适应数据质量问题将变得尤为重要。然而，到目前为止，对这方面的研究还非常少。"总的来说，在世界范围内，健康数据的质量问题是目前行业内高度关注的问题之一。

我们已经知道的是，医疗健康数据本身有很多分类。有病人档案信息、检验检测结果、记录的自然语言信息（比如各种日志、浏览记录等），还有一些是刻意收集的（比如问卷等），也有非结构化、半结构化的各种影像、心电、脑电等检测数据等。当前人们可以获取使用的临床数据集，除了一些特定的带有某些研究目的的前瞻性数据集外，大多数还是日常记录的流程数据（HIS、LIS、PACS等院内信息系统），呈现的是多源异构、标准各异、信息混杂的状态。

尽管医疗卫生界在医疗健康数据分析应用、机器学习领域的投入越来越大，各大相关企业也在摩拳擦掌地布局抢滩医疗健康数据应用的巨大市场，但是，由于长期信息系统标准不统一，数据质量参差不齐，临床术语标准化开发无法有效推进，健康数据碎片化、非结构化等因素，病历内容上的有效进展还未显现。目前可以落地的产品，基本停留在技术比较成熟的图像分析和语音识别上。在短时间内，数据资产很难有效地转变成为可用的内容与专业服务。

2. 数据质量问题的主要表现

从根本上看，随着健康行业以经验为主向以数据为主的转化进一步深入，高质量的数据也就成了为行业提供高质量服务的基石。建立在缺失、重复、错误标记数据上的诊断结果和治疗建议不仅无效，甚至在很大程度上会损害病人的健康。从应用的角度上看，数据质量、数据的标准化程度，数据的完整性、准确性等都将对人工智能的训练效果带来巨大的影响。当前，在医疗健康数据领域，诸多的数据质量问题已经成为阻碍人工智能在医疗健康领域深度应用的难题之一。数据质量的主要问题，有以下几个方面的特征。

残缺性：多源异构的数据，众多系统以"孤岛"形态存在，严重影响着以病人为主体的数据的完整性。例如，影像数据与医生的诊断结果，以及医生根据多源数据进行诊断的因果关系，经常不会在病人的健康档案与电子病历中得到很好的呈现，而是以一种断裂的形态存在于相关的数据中。

多态性：医生们对病人病情的描述常常会带有极强的主观性，使得数据缺乏系统的标准化，造成同一病种多种描述，或者不同状况相似描述的现象，而呈现高度多态化的特征。

一致性：多源冗余数据有时会存在不统一的状况，例如，病人在不同部门、不同机构的同质数据，会因为人的认知差异、各种设备的差异等原因而存在很多的偏差。

冗余性：多源数据的采集与存储，同样会造成大量的重复。

敏感性：信息中包含大量的与人、疾病等相关的敏感信息，在数据安全、隐私保护、医学伦理等方面，对数据的使用者提出了隐私、安全、法理、伦理等多方面的要求。

3. 数据质量问题的主要起因

目前，行业内数据质量差的问题不仅仅是技术手段或监管制度的问题。医疗和IT跨学科的结合固然是行业的必然趋势，但是在其发展过程中，任何行为、认知、标准、习惯、工具的不统一，都可能导致数据质量问题。而在医疗健康行业，IT人员不了解医疗的业务特殊性，医疗工作者不了解IT的能力和特点，很多跨学科所带来的新流程、新角色未能及时定义，造成了医疗数据质量差的现状。在目前的健康产业实践内，一个亟待解决的问题是如何应对病人院内、院外行为模式的天然不一致问题，如何连续、有效、非入侵地采集高质量的病人健康数据的问题。此类产业是随着技术进步和健康行业的进一步发展催生的新型产业，而这类高效的数据采集也必将进一步获得产业关注。

例如，业务机构（医院、政府监管部门、实验室等）拥有参差不齐的信息化建设水平，会造成大量的数据标准不统一、信息完整度不高的现象。以患者基本信息和时间信息为例，由于填错或者其他原因，患者的基本信息在不同系统中可能是不一样的，缺乏统一的索引与归类。由于不同业务领域（门诊、药方、检验、影像等）存在编码不统一、专业语言不一致等情况，会导致大量的数据"孤岛"无法整合的情况发生。例如，病人的很多植入式心律转复除颤器（ICD）编码不在国家卫生健康委员会的编码规范里，很多疾病名称与ICD编码系统中的疾病名称不一致等。

因过往技术手段或对业务流程的不熟悉，对医学知识的理解不够深入，造成建模所需关键数据的缺失；医学从业者对计算机系统的性质、能力认识不足，使得系统所采集、存储的数据无法提供足够的准确性、完整性与可信度。例如，诊断心衰需要心脏彩超数据，诊断大肠癌需要病理和死亡数据。对于医院来说，心脏彩超数据和病理数据是有的，但这些数据被分散在不同的检查系统中，需要将这些数据集成在临床专病库中。此外，死亡信息和再入院率数据存在缺失的情况。如果病人不是在医院死亡的，系统就无法知道病人的生存状态，因此死亡信息无法被获取。病人也有可能到其他医院就诊，这样就无法统计再入院率这一数据了。

再比如，心衰与心功能分级有关，而肿瘤需要分期，在电子健康档案数据里面，由于数据模型本身的缺失，很多病人的心功能分级数据或肿瘤分期数据是没有的。

不同业务系统内重复性引用同一来源的数据，而无法辨别其来源及可信性，造成建模时部分数据权重过大，这是数据质量问题的又一原因。具体表现在以下几个方面。

第一，数据源不可靠。部分健康数据依赖人工回忆、猜测、估算等，而在采集端未进行标注，造成不可信数据无过滤地进入系统，这类问题在医疗系统内高发。对采集基本数据的重视程度不同，或数据采集标准不统一，或数据采集不标准，这都会造成大量的数据信息不准确或者不统一，甚至有时候会造成采集偏差超过健康数据合理波动范围的后果。

第二，数据制式不统一。数据所采用的制式、标准、单位不同，在实操中或打通不同业务系统的过程中未能有效标注、转化，带来建模或分析等多个环节中的严重数据偏差。而在以经验为主的治疗手段中，由于从业人员的认知水平差异与习惯的不同，会产生数据信息不准确或者不统一的情况。

第三，数据时序性不严格。健康数据的时序性是健康数据最重要的属性之一。而由于采集设备设置、操作人员失误或时区转化等多种因素造成的时序性信息错乱、缺失、错误等情况，均严重影响健康数据的质量问题。

第四，数据权重不合理。医院内专业采集的数据权重应高于病人回忆数据的权重。但是在目前的大多数业务系统内，此类的权重标注严重不足，带来了大量低质量数据即可抹杀高质量数据的可能性，严重影响诊断的正确性和治疗的有效性。

第五，多源异构难转化。健康数据的多来源性也是健康数据的特性之一，不同系统之间的转化和互联互通也严重挑战数据质量的保存和提升。虽然目前国际上存在多种健康数据标准及健康数据互联互通标准，但在实操中我们往往会发现，数据转化以及互联的挑战是巨大的。尤其是在不同健康机构、不同健康场景下的数据，往往自定义就带有其独特性，在转化或互联之后，需要大量的精力标注，才能令其成为有效数据。

在实操中，无法认定数据的真伪、质量、时序、格式等所产生的后果往往比可认定的低质量数据后果更严重。数据的来源、采集手段、传输、存储、清洗、交换等全流程的审计能力，是界定数据质量的关键。

虽然一些国家已经解决了医疗数据的关联问题，但有不少国家和地区目前仍然未能形成唯一医疗身份识别号（ID）体制，或未能从立法、执法上有效保护唯一医疗ID的实施。这也就造成了在不同体系、场景下医疗数据的离散现象，令医疗数据无法发挥有效的作用。

另外，无论是在规划层面还是操作层面，数据隐私管理、数据使用的权限与流程都缺乏指导性的技术标准和规范。因此，虽然采集、存储了很多数据，但不知道谁可以用、应采用什么样的方法用，而业界对于数据应用的大量的探索尝试，也通常因此而无法产生令人满意的效果。

4. 数据质量提升需要跨界协同

近年来国外的大量组织，例如医疗卫生信息与管理系统协会（HIMSS）、医院、研究所、大学、产业界都在探讨数据质量提升和跨界协同的问题。从目前的产业现状来看，比较一致的看法是这个问题不单是技术问题，还需要各方的一致努力。

行业内人员及IT人员需要认识到枯燥合规的观察与记录的重要性。健康数据的复杂度往往超越疾病数据，包含保险、支付、职业、环境、气候、用药等一系列数据都需要在个体及统计学范畴内达到高质量需求。通过策略、合规、最佳实践建立互联互通的机制，在合规基础上达到内外双向流转数据的高质量目标。这需要提高医护从业人员的数据分析和使用意识，培养良好的数据记录、使用、收集习惯；需建立并分享高质量数据的量化规则，尤其在不同的细分领域，通过行业有效合作建立这些规则可以在更广泛的层面提高行业的数据质量。

如果系统设计规划之初能够全面考虑并规划合理的数据模型、标准规范，将大大提高数据对于未来人工智能发展的支撑作用。不得不承认的一点是，不带有目的性收集的数据质量要低于主动收集的数据质量。原因是当收集数据时没有明确的目的时，数据的完整度、准确度、颗粒度就无法形成体系，造成数据的缺失、不规范与欠结构化。而绝大多数医院信息系统是服务于医院诊疗流程的，对于数据的收集是能存则存，并不会有细致的质控与标准。

5. 数据质量标准与规范

（1）标准病例书写规范

当前，我国医疗大数据规范化和标准化正处于关键时刻。2016年6月，国务院常务会议讨论确定了发展和规范医疗健康大数据应用的措施，要求集成医学大数据资源，构建临床决策、疾病诊断、药物研发等支持系统，拓展公共卫生监测评估、传染病疫情预警等应用。然而，由于目前国内各医院的临床数据缺乏统一标准，使得现有的数据难以被充分挖掘和应用。具体表现在各医院缺少统一、规范的临床结构化病历模型标准，导致不同医院的病历书写存在差异化，使这些病历及临床相关数据无法在各医疗机构之间得到分析和应用。

（2）医疗健康数据的标准化建设非常关键

在利用前期基于医院或国家卫生健康委员会的区域平台数据进行临床科研和人工智能应用开发的过程中，即使在病人数量足够的情况下，数据的可用性依然存在问题。这里既有数据本身的问题，也有数据流程管理问题和数据使用权限问题。例如，若研究特定治疗方案对心衰与大肠癌的影响，需要从电子病历中分别构建心衰队列和大肠癌队列。对于心衰队列，入组条件是电子健康档案中患有心衰疾病的病人，控制变量是是否吃了与心衰治疗相关的中药，临床研究终点事件是180天再入院率。对于大肠癌队列，入组条件是电子健康档案中患有大肠癌的病人，控制变量是是否手术，临床研究终点事件是复发或3～5年生存期。

北京某科技有限公司基于医学数据、医疗论文、临床病例、医疗问诊等数据，在病历后结构化、医学语义检索等技术领域进行了探索，并开发了左手医生（预问诊、导诊、药方等服务）、临床决策支持系统（CDSS）、病历后结构化平台等基本应用。然而，由于当前在语义分析领域的技术成熟度依然有待突破，数据质量有待提高，产品的成熟度、专业可靠性依然有待提升。

而基于IBM半个多世纪的认知计算研究的沃森智能医疗系统（IBM Watson），尽管在癌症的诊断领域取得了一系列的突破（主要在基于图像识别的人工智能系统），甚至通过了严格的美国医师考试，但在产业应用中的效果依然不尽人意，到目前也没有出现能够让人眼前一亮的成功案例。

（3）标准数据集的设计与整理

人工智能的发展离不开高质量的数据。一方面，算法与神经网络的训练需要大量经过标注的数据集，另一方面，验证人工智能引擎的效果，也需要标准的数据集来完成审批审核的检验过程。

总体来说，要让医疗大数据应用生根发芽，让数据驱动的医疗人工智能技术与应用落地，就必须从源头解决数据质量问题，解决在什么样的情况下可以用什么样的数据的问题，解决数据录入、采集、融合与使用过程中多个环节的数据监督与控制问题。

（三）数据存储与管理

医疗健康数据的存储当前基本上处于分散的状况，主要存储于医疗机构、平台公司、健康管理部门自建的数据存储设备以及工作人员的工作设备中。不断增长的数据需求和业务需求，对医疗数据的集中存储提出了越来越大的挑战。具体问题主要体现在以下几个方面。

医学影像数据的不断高清化，自灰度向彩色、自二维至三维的转化不可阻挡，带来了数据存储的极大压力。几年前，很多医院一年的数据量增长不到100T，而近年来每年数据增长超过500T，对于很多医院已经成为常态。如果无法有效管理这些数据，就无法为病人提供高质量的服务，也不能达到合规标准。

之前数据的解读往往是单设备的、人工的。越来越多的医疗实践和新技术让设备之间的互联互通、智能协助人工诊断成为可能，而这些新实践对数据的采集、存储、交换均有更高的要求。因为数据在不同的子网或机构之间发生交换，往往有更严格的要求。

随着IT系统，尤其是存储系统规模的迅速增长，运营和维护成为难题。无论是数据的可靠性和可持续性，还是系统的稳定性以及病人隐私的安全性都给IT系统带来极大压力。未来，健康机构对于IT的依赖将超越以往对医生的依赖，而很多医院尚未做好准备。

随着国家不断地引导推进互联网在医疗健康领域的深化应用，各大医疗机构纷纷尝试冲破当前的医院信息化系统的组织边界，向以互联网技术为基础的公共网络服务延伸。在给公众与医疗机构带来一定的便利的同时，也带来相关数据急速增长的巨大压力以及对信息安全的极大挑战。

我们可以看到，具有一定规模的医院目前都基本完成了数据中心的建设，将各大系统的数据逐步进行统一的存储管理；并且全国各大机构都不断地推进集成数据管理平台。与此同时，数据资产的全面管理，数据的有效应用，数据向这些已经建成的数据中心的有效汇聚，依然面临着巨大的困难，任重道远。

国家政策推动数据中心的加速建设。从国家层面而言，以"1+5+X"[①]的战略布局，规划了医疗健康大数据中心的建设布局。目前，五大医疗健康大数据区域中心

---

① 即1个国家数据中心、5个区域数据中心、X个应用发展中心。

已基本确定，分别位于江苏、贵州、福建、山东和安徽。位于济南的北方中心已成为首家通过评估和授权的医疗健康大数据区域中心。预计5年内，中国北方的医疗健康大数据将"汇聚"济南。

近年来，五大国家医疗健康大数据区域中心建设一直在相继推进。参与承建、运营大数据中心的三支"国家队"——中国医疗健康大数据产业发展有限公司、中国医疗健康大数据科技发展集团公司、中国医疗健康大数据股份有限公司，先后宣布筹建，并计划负责承建，推动我国医疗健康大数据中心的发展。

很明显，国家医疗健康大数据中心的建设需要更多力量的参与。不止这3家公司，同时也需要更多市场机制的融入，包括产业界、学界的力量。而人才的缺口，将成为几大中心发展的重要瓶颈，亟须突破。围绕大数据中心的建设，我国还将在高校建立10～15家医疗健康大数据国家研究院。目前，高校中已有北京大学、浙江大学、山东大学、武汉大学、中国科学院等建立了医疗健康大数据国家研究院。医疗健康大数据的收集、分类、清洗、储备等工作涉及政府、社会众多部门，耗时耗力，花费巨大。国内各试点城市目前都依靠政府、国企的大力支持，才得以形成目前的态势，但需要更多资本注入。当然，汇集的数据也会以一定的形式反馈给产业，实现产业化。

数据中心的建设在政府的投资和推动下进展喜人，但随之而来的问题便是数据的有效汇聚。我们观察到在数据中心的建设中，在有关部门的大力推动下，向数据中心汇聚上交数据集的医院日益增多，甚至在局部地区形成了一种覆盖效应。由于数据的质量问题，数据集的可用性不尽如人意，存在着标准化程度差、数据完整性低、全面性严重不足的情况，这给下一步的数据分析与应用带来了极大的困扰。

（四）数据共享与应用

大量分散的医疗数据的汇集、共享，将促进人工智能与大数据在健康与医疗领域中发挥更大的作用。我们可以从几个不同的维度来阐述：以病人为中心的多维度数据，往往分散在不同的科室、设备、系统之中，而医学的诊断，往往需要对多维度的综合信息进行完整的分析与判断，才能够达到既定目标；从医学维度看，分级诊疗、专科医院等非常有利于疾病治疗，但却并不利于数据的收集、分析与应用。同时，从就诊流程来看，财务安排、保险信息、床位及服务管理、院外健康管理等均需实现健康数据合理互动，才能为病人提供良好的服务；而从数据的汇集角度，对于很多健康机构而言，往往存在很多挑战。

对于结构化数据，绝大多数机构在内部均有一系列较为完善的定义和管理方法，但是又受业务系统壁垒的限制。当业务系统更新、迭代、增删的时候，其影响往往超越单一业务系统本身。对于非结构化数据，绝大多数机构在消灭数据"孤岛"，完成非结构化数据的有效存储、查询、提取和标注。

（五）数据安全与治理

1. 数据安全管理的基本范畴

对于数据的主体人群来说，诸如患者、体检的对象等，数据安全问题对其个人隐私、身体健康乃至生命安全都会造成极大的威胁；从更高的层面来看，医疗健康数据的泄露与毁坏、丢失，会引发不同的社会问题，甚至会危及国家安全；而作为数据控制者的医疗单位、医疗健康服务企业，数据安全事故则会严重影响该组织的公众信任度，受到大额甚至巨额罚款，甚至面临法律层面的追究。

数据安全的最重要的组成部分有以下几点。数据的存续性：数据未能完整保存，未来无法使用，是对数据安全最大的威胁。数据的真实性：数据不被篡改和删除，无授权拷贝，无授权使用，不仅应有策略保障，也应有审计追踪。数据的可用性：在需要使用数据的时候，能够定位数据，提取数据，使用数据并对衍生数据进行关系标注。数据的可服务性：对于数据可以在授权情况下给予适当的服务，避免数据丢失、失真或发生无法查找、脱敏、检索、标注等情况。数据使用的合理性和可追溯性：遵循最小权限原则，不滥用，不越权使用，并对所有使用有据可查。

2. 国内医疗健康数据安全的现状

基础网络安全在不断加强。国家对于基础网络设施的安全建设、数据与个人隐私的保护等方面的重视程度越来越高。近年来，政府出台了网络安全等级保护系列法规与实施办法、个人信息安全规范、信息安全管理体系以及在互联网、物联网应用领域的一系列国家标准与管理法规，不断地规范与强化基础通信与互联网的信息安全管理。以下列举的是近年来我国出台的部分法规与国家标准（表1-1）。

表1-1　　　　　　　　　　近年来我国出台的部分法规与国家标准

2003年	《国家信息化领导小组关于加强信息安全保障工作的意见》
2004年	《关于信息安全等级保护工作的实施意见》
2007年	《信息安全等级保护管理办法》
2008年	《信息安全技术信息系统安全等级保护基本要求》
2008年	《信息安全技术信息系统安全等级保护定级指南》
2010年	《信息安全技术信息系统安全等级保护实施指南》
2011年	《信息安全技术信息系统安全等级保护安全设计技术要求》
2012年	《信息安全技术信息系统安全等级保护测评过程指南》
2012年	《信息安全技术信息系统安全等级保护测评要求》
2017年	《中华人民共和国网络安全法》
2018年	《网络安全等级保护条例（征求意见稿）》
2019年	《信息安全技术信息系统安全等级保护基本要求》
2019年	《信息安全技术信息系统安全等级保护安全设计技术要求》
2019年	《信息安全技术信息系统安全等级保护测评过程指南》
2019年	《信息安全技术信息系统安全等级保护测评要求》

资料来源：全国信息安全标准化技术委员会官网。

除了基础的网络信息安全内容之外，医疗健康领域的专业数据安全管理也有待加强。基于医疗健康大数据的智慧医疗呈现蓬勃发展的态势，各种新业务、新应用不断出现，亟须针对医疗健康大数据的应用场景、管理机制、安全管控等进行探索与研究，以期建立医疗健康数据全生命周期管理体系，从组织架构、能力建设、政策、流程、标准、规范等方面，保障数据的合规应用与安全管控，以有效应对大数据时代由互联互通、多方协同、安全计算等需求带来的数据分布与管理模式的演变，规范和推动医疗健康数据的开放共享、合规应用、安全计算，促进医疗健康事业和产业发展。

医疗健康数据多源异构，遍布于医疗与健康领域的各个业务场景。其管理工作也是一个系统性、持久性的工作，要求参与成员具备跨界的知识结构，具备大数据、人工智能、网络安全、数据安全的基本素养，具有安全管理意识，协同维护数据的安全。同时，也需要制定完善的管理制度、标准规范，建设适当的安全工具和安全策略，保障医疗健康大数据管理体系落到实处。

3. 国外医疗健康数据安全的现状

国际上对于健康数据的安全管理相对完善，但发展水平不均衡。目前，在美国和西欧等国家，医疗健康数据的内容安全管理以身份认证、最小授权为原则，主要针对的是数据的迁移、传输、使用。与国内类似的一种情况是，美国不同规模、不同地区的医疗健康机构，也同样存在着安全管理水平参差不齐的情况。

美国著名医疗人工智能基础设施网站Hit Infrastructure报告显示，医疗数据泄露对美国的健康机构而言，每条记录平均损失为408美元。2018年，全美被曝的健康数据泄密事件共117起，造成总数超过440万条记录的泄密。2019年，最常见的泄密方式为勒索攻击，黑客通过入侵网络，加密数据的方式向健康机构索取赎金，直接影响了多家健康机构的运营。钓鱼邮件为攻击的最常见方式。作为价值最高的个人数据，健康数据的价值目前为每条800～1000美元，远超社会安全号（SSN）和信用卡的价值。因此，针对健康数据的攻击近年来呈上升趋势。在针对健康行业的调查中，传统意义上的网络安全仍然是医院首席信息官（CIO）最关心的问题之一。

根据Verizon的《2019年数据泄露调查报告》（DBIR），美国健康行业受到的攻击中，内部人员对医疗保健组织构成了最大的安全威胁。报告分析了86个国家的4万多起安全事件和2000多起已确认的违规事件，发现60%的数据安全由内部人员引发，令人不安的数据泄露事件中有60%涉及内部人员，包括医生和护士。因此，加强审计和网络安全培训将会有效提高健康行业的网络安全水平。

以下是近年来美国健康网络安全现状的一组数据。89%的健康机构在过去2年内发生过数据泄露；100%接入健康数据的网站均易被攻击；82%的健康机构表示担忧数据安全；20%的健康机构表示，在过去12个月内遭受过攻击；勒索攻击的事件在2020年增长4倍；23%的健康机构在被攻击后向黑客支付了赎金；25%的机构在上传健康数据的过程中未加密；60%的健康机构引入了IT方案；近4成机构指出，缺乏合格的IT人员是最大的担忧。

这里我们可以注意到美国的医疗健康数据安全的发展趋势。对于健康机构来说，打破数据"孤岛"，对数据进行统一管理往往是数据治理的第一步；当数据聚集管理之后，健康机构需要完成的工作一般是定义个人健康信息（PHI/ePHI）的范围，明确对于某一个业务系统而言，是否生成、使用、交换或存储PHI；在明确PHI的范围后，健康机构可以按照权限最小原则给予PHI相关的角色定义、授权；在定义PHI及角色、权限之后，健康机构方有可能对以往流程进行审查、整改，制定新的流程并对团队及合作伙伴进行培训。

4. 各国医疗健康数据安全的主要法规

（1）美国：HIPAA

HIPAA是影响最为深远的健康行业法规之一。HIPAA源自公众对于健康数据安全及隐私的日益重视。随着健康数据在多种服务平台、软件系统、App的生成、跟踪及交换日趋频繁，社会各方十分担心基因数据、疾病数据、诊疗数据及药物数据被滥用。个人隐私及数据安全相关的法律法规众多，但在缺乏行业法规的情况下，各健康机构无所适从。HIPAA的出现给予了健康行业明确的、具有可执行性的规则，并有量化的惩罚措施。HIPAA由安全规定（Security Rule）、隐私规定（Privacy Rule）、执行规定（Enforcement Rule）以及泄露通知规定（Breach Notification Rule）和综合规定（Omnibus Rule）组成，不仅严格定义了PHI的范畴，也严格定义了各种合规及违规操作。对于健康信息的泄露，单条记录的罚款在100～50000美元，单次可以予以总额150万美元的罚款。据保守估计，由HIPAA合规所催生的服务、培训、审计、认证等产业，以及医院等健康机构因HIPAA合规带来的IT采购等需求，每年市场规模在百亿美元以上。目前，HIPAA的涵盖范围除了医院、诊所之外，还有保险公司、App研发公司、各种服务商等合作伙伴。所有接触健康信息的实体，均需完成HIPAA合规。

（2）欧盟：GDPR

GDPR是保护欧盟及欧洲经济区（EEA）公民隐私的法规。同HIPAA不同的是，GDPR的管辖主体为其公民的数据隐私，凡接触其下辖公民信息的机构，无论其地理位置及国家，都受到GDPR的管辖。同时，GDPR不仅管辖健康数据，还管理更广泛意义上的涉及公民隐私的数据。从这个意义上来说，其广泛性超越了HIPAA。同HIPAA相比，GDPR对于数据的所有权以及在数据生命周期中接触数据的不同角色均有更明确的界定，因此理论上有能力给予数据更强有力的保护。GDPR引发了上千个相应的修正案，学术界一般认为其会在未来产生更为深远的影响。

（3）中国：《信息安全技术健康医疗数据安全指南》

目前《健康医疗数据安全指南》国家标准正在制定的过程中。该标准从医疗健康领域中的应用场景划分、数据分级与分类管理、数据应用角色定义等多个维度对医疗健康数据安全管理进行了阐述与规范，并对典型的医疗健康数据应用场景进行了更为深入的描述与规范。同时，关于此次的评测方法与标准、实施细则等配套标准也在紧锣密鼓地设计验证中。

除了上述几个主要国家的标准与法规之外，很多国家都出台了自己相应的标准与法规。

当然，合规只是健康数据治理的一部分。当病人数据的隐私保护工作得到初步实现后，健康机构正在逐渐将注意力转至让健康数据发挥更大的价值上。2015年，全美健康机构平均存储数据在665T左右，其中80%为非结构化数据，只有不足7%的数据采用了云服务。如今，绝大部分医院已经完成了"数据上云"的工作，而数据量突破PB（计算机存储单位）量级的机构比比皆是。通过混合云部署，医院既可以有效使用数据，又可以利用云服务商的合规服务，进一步降低成本。同时，随着云服务商基于人工智能的多种平台的逐步完善，各健康机构也在寻求多种方式，同云服务商及其生态合作，进一步完成数据治理。

三、医疗健康人工智能应用的算力需求与建设

算力是人工智能发展的三个基本要素之一。从当前的发展态势来看，人工智能行业发展的主要推动因素就是计算能力的高速发展。这从集群化与单体设备计算能力两个方面都可以看出。

集群算力方面，云计算的兴起发挥了非常关键的作用。国内云服务市场蓬勃发展，各大技术厂商都争相推出自己的云服务，提供大量的算力资源。

除了云计算之外，图形处理器（GPU）计算的进步对深度学习也有很大的帮助。它能够加速深度学习中的计算速度，有些情况下甚至可以成百上千倍地提高。例如，现在深度学习的算法涉及大量可以并行化的矩阵运算，而GPU的工作方式就是多核并行计算流的方式，这个特点特别适合于人工智能领域中的计算。此外，一些面向人工智能的专用硬件架构也开始出现，比如说用现场可编程逻辑门阵列

（FPGA）去做专用的人工智能加速芯片和加速的其他基础设施，微软的数据中心就广泛地运用了FPGA技术。

在算力相关的技术领域中，人工智能计算公司英伟达（NVIDIA）是比较早意识到人工智能潜力的公司。早在2012年，NVIDIA就开始在人工智能上投入大量资源，不管是在服务器端的运算发布DGX-1大幅加快训练速度，或者基于Pascal架构的Tesla P100支持数据中心加速，还是为支持嵌入式产品而推出的Jetson TX1，都获得了市场的高度关注。总体来看，它的产品线体系已经比较完备了，并且NVIDIA并不只是提供一个空的计算架构，它也给软件开发人员做了很多开发库，包括为汽车的自动驾驶领域提供从模组到软件的一整套齐全的解决方案。NVIDIA在人工智能的发展战略上是很清晰的，可以说抢占了先机，有很多实质性的商业落地。比如已经有多家公司将NVIDIA技术嵌入到摄像头中进行智能视频数据分析。

此外，英特尔和NVIDIA一样都是做芯片的，虽然英特尔的意识稍微滞后一点，但是其补救动作也还是很及时的。英特尔收购了包括Itseez、Nervana System、Movidius等在内的很多人工智能技术公司，加上Altera和Saffron Technology等，快速形成了在计算机视觉技术、数据中心人工智能计算加速、现场可编程逻辑门阵列（FPGA）芯片等方面的布局。所以尽管英特尔发力晚了一点，但也展示出了决心和实力。

总体来看，两家公司是各有优势的。如果从收入规模来看，NVIDIA比英特尔小得多，正是因为它的体量小，所以在人工智能领域的收入比例就显得大很多，这正是其引起媒体持续关注的一大原因。

除了这两家之外，高通也是一个很有潜力的参与者。高通的强项是移动芯片，但移动芯片的低功耗要求使得运算性能很难做得特别高。数据训练显然就不是高通的强项，因为数据训练是性能驱动的，英特尔、超威半导体（AMD）、NVIDIA这些公司在服务器端比较擅长。但是高通可以专注在设备端所需的推理计算，在移动端功耗很低、算力不是那么强的情况下，人工智能也有一些能力上的需求。这些能力的实现分两种途径，一种是加强通用计算的能力，比如CPU里计算单元应该做一些什么样的改进才能适合于人工智能的工作量。另一种是专用的，比如针对视觉、语音等这些领域的问题，开发专用硬件提供给设备端，现在很多公司的方向都是把专用领域里的一些能力放到端上去。

四、医疗健康人工智能应用算法

由于医疗决策对人工智能脆弱性、不稳定性、"算法黑箱"问题容忍度低，且许多医疗机构基于自身的医疗安全、患者隐私、医嘱知识产权等因素，不愿将医院大数据交付给自己控制范围之外的算法模型，所以许多医疗机构在人工智能方面投入不足，没有积极性。国家卫生健康委统计信息中心2018年的调查数据显示，仍有多达一半以上的三级医院尚未开展大数据、智能应用。据国家心血管病中心对95家医院进行的问卷调查，有超过3成的医院近3年来并未在医疗人工智能方面有过投入，投入上千万元的医院仅占比5.3%。

算法是人工智能产业的"皇冠"，但在临床应用环节面临着诸多未知数。自人工智能诞生以来，其发展经过了"三落三起"。最近一轮人工智能崛起时，数据分析的基础算法已趋于成熟，并不断地被封装在诸如TensorFlow等开源软件包中，使得人们在开发人工智能系统的时候，基本的数学要求与算法要求已经降低了很多（表1-2）。在征集到的人工智能应用案例中，我们不难看到的一个事实是：当谈及企业发展所面临的困境与问题的时候，多数的问题都集中在数据的获取、数据的标准化、资金短缺、政策扶持这几个方面，而对算法的研究需求，并没有太多提及。

表1-2　　　　　　　　　　　　常见的数据分析与人工智能基础算法

算法	说明
回归算法	回归分析（Regression Analysis）是确定两种或两种以上变数间相互依赖的定量关系的一种统计分析方法。运用十分广泛，回归分析按照涉及的自变量的多少，可分为一元回归分析和多元回归分析；按照自变量和因变量之间的关系类型，可分为线性回归分析和非线性回归分析。如果在回归分析中，只包括一个自变量和一个因变量，且二者的关系可用一条直线近似表示，这种回归分析称为一元线性回归分析。如果回归分析中包括两个或两个以上的自变量，且因变量和自变量之间是线性关系，则称为多元线性回归分析
聚类算法	聚类分析指的是将物理或抽象对象的集合分组为由类似的对象组成的多类的分析过程。它是一种重要的人类行为。聚类分析的目标就是在相似的基础上收集数据来分类。聚类源于很多领域，包括数学、计算机、统计学、生物学和经济学。在不同的应用领域，很多聚类技术都得到了发展，这些技术方法被用作描述数据，衡量不同数据源间的相似性，以及把数据源分类到不同的簇中
正则化算法	求解不适定问题的普遍方法：用一组与原不适定问题相"邻近"的适定问题的解去逼近原问题的解，这种方法称为正则化方法。如何建立有效的正则化方法是反问题领域中不适定问题研究的重要内容。通常的正则化方法有基于变分原理的Tikhonov正则化、各种迭代方法以及其他的一些改进方法，这些方法都是求解不适定问题的有效方法，在各类反问题的研究中被广泛采用，并得到深入研究
决策树学习	决策树（Decision Tree）是在已知各种情况发生概率的基础上，通过构成决策树来求取净现值的期望值大于等于零的概率，评价项目风险，判断其可行性的决策分析方法，是直观运用概率分析的一种图解法。由于这种决策分支画成图形很像一棵树的枝干，故称决策树。在机器学习中，决策树是一个预测模型，它代表的是对象属性与对象值之间的一种映射关系。Entropy = 系统的凌乱程度，使用算法ID3，C4.5和C5.0生成树算法使用熵。这一度量是基于信息学理论中熵的概念
贝叶斯算法	贝叶斯决策（Bayesian Decision Theory）就是在不完全情报下，对部分未知的状态用主观概率估计，然后用贝叶斯公式对发生概率进行修正，最后再利用期望值和修正概率作出最优决策。贝叶斯决策属于风险型决策，决策者虽不能控制客观因素的变化，但却掌握其变化的可能状况及各状况的分布概率，并利用期望值即未来可能出现的平均状况作为决策准则。贝叶斯决策理论方法是统计模型决策中的一个基本方法，其基本思想是：1. 已知类条件概率密度参数表达式和先验概率。2. 利用贝叶斯公式转换成后验概率。3. 根据后验概率大小进行决策分类
人工神经网络	人工神经网络（Artificial Neural Network，ANN），是20世纪80年代以来人工智能领域兴起的研究热点。它从信息处理角度对人脑神经元网络进行抽象，建立某种简单模型，按不同的连接方式组成不同的网络。在工程与学术界也常直接简称为神经网络或类神经网络。神经网络是一种运算模型，由大量的节点（或称神经元）之间相互联接构成。每个节点代表一种特定的输出函数，称为激励函数（Activation Function）。每两个节点间的连接都代表一个对于通过该连接信号的加权值，称之为权重，这相当于人工神经网络的记忆。网络的输出则依网络的连接方式，权重值和激励函数的不同而不同。而网络自身通常都是对自然界某种算法或者函数的逼近，也可能是对一种逻辑策略的表达。最近十多年来，人工神经网络的研究工作不断深入，已经取得了很大的进展，其在模式识别、智能机器人、自动控制、预测估计、生物、医学、经济等领域已成功地解决了许多现代计算机难以解决的实际问题，表现出了良好的智能特性

续表

算法	说明
深度学习	深度学习（Deep Learing）是机械学习的分支，是一种以人工神经网络为架构，对数据进行表征学习的算法。至今已有数种深度学习架构，如深度神经网络、卷积神经网络和深度置信网络和递归神经网络已被应用在计算机视觉、语音识别、自然语言处理、音频识别与生物信息学等领域并获取了极好的效果。另外"深度学习"已成为类似术语，或者说是神经网络的品牌重塑
线性判别算法	线性判别分析（Linear Discriminant Analysis，LDA），也叫作Fisher线性判别（Fisher Linear Discriminant，FLD），是模式识别的经典算法，它是在1996年由Belhumeur引入模式识别和人工智能领域的。 线性判别分析的基本思想是将高维的模式样本投影到最佳鉴别矢量空间，以达到抽取分类信息和压缩特征空间维数的效果，投影后保证模式样本在新的子空间有最大的类间距离和最小的类内距离，即模式在该空间中有最佳的可分离性。因此，它是一种有效的特征抽取方法。使用这种方法能够使投影后模式样本的类间散布矩阵最大，并且同时类内散布矩阵最小。就是说，它能够保证投影后模式样本在新的空间中有最小的类内距离和最大的类间距离，即模式在该空间中有最佳的可分离性
知识图谱	知识图谱（Knowledge Graph/Vault）又称为科学知识图谱，在图书情报界称为知识域可视化或知识领域映射地图，是显示知识发展进程与结构关系的一系列各种不同的图形，用可视化技术描述知识资源及其载体，挖掘、分析、构建、绘制和显示知识及它们之间的相互联系。 通过将应用数学、图形学、信息可视化技术、信息科学等学科的理论与方法与计量学引文分析、共现分析等方法结合，并利用可视化的图谱形象地展示学科的核心结构、发展历史、前沿领域以及整体知识架构达到多学科融合目的的现代理论。为学科研究提供切实的、有价值的参考

（一）人工智能的业务场景模型研究

尽管数据分析算法已经不再是人们进军人工智能领域的"拦路虎"，但是，当人工智能尝试着进入日常应用场景去解决人们日常问题的时候，依然受到了极大的阻碍，效果完全不尽如人意。基础算法的成熟，并没有使从业者能够迅速地利用现有的数据，为医疗应用场景提供有效的解决方案。

高质量的医疗健康数据是训练算法模型的必要基础，而高质量的医疗健康数据离不开医疗领域的人才深度参与。

大数据和人工智能行业对数据共享开放表达了困惑。一是数据共享水平有限，数据量、数据维度、数据精度受限，难以满足神经网络的算法模型训练需求。二是大部分原始数据为非结构化数据，数据的集中化、标准化、智能化程度较差，需经过数据归集、数据清洗、数据脱敏、数据标注等额外环节，导致算法模型训练的耗时过长、成本过高。针对医疗健康数据的标注问题，也是一个一直困扰数据分析与学习工作者的问题。

医疗健康的大数据与人工智能从业者普遍存在对医疗健康理解不深的状况。从根本上讲，医学不是一个纯粹的科学学科，而是一个与疾病学、生命科学、道德伦理、人文关怀、社会法理等多维度复杂因素密切相关的学科。这就使以数学与逻辑为基础的数据科学家们在深入理解医疗健康的应用场景时，面临着重重的困难与困惑，进一步使得纯粹以人工智能为基础的工具与系统，在进入医疗健康的应用场景过程中，面临着极大的困难与阻力。技术与业务之间的巨大鸿沟，在医疗健康行业中显得尤为突出。

以影像辅助诊疗领域为例，针对医学影像的高质量标注需要高水平的医疗工作人员深度参与，而在中国目前医务工作者任务繁重的情况下，想要组织大量有效的医疗专家进行海量的医学影像标注工作有相当大的难度。一般来说，有两种方式完成数据的标注。

第一，寻找有科研论文需求的专业医学专家，针对其选定的研究目标，通常为某一个单一病种，组织人员对本医院的影像进行标注，提供给人工智能公司进行学习，并得出相应的结果。这种情况下由于样本数据量不足（局限于本院，甚至本科室的有限数据）的问题，导致训练效果不理想；目标病种单一或有限（局限在合作专家的科研兴趣），实用性较差。同时，由于项目合作通常是面向科研而并非面向临床，训练出来的系统，想要融入医疗场景、有效辅助从业医生达到辅助诊疗的效果，还存在很大的难度。

第二，人工智能公司会招聘有一定经验的医学专业人员，对收集汇聚的数据集进行标注，以供系统学习。一般而言，很难招聘到比较出色的专业医师，这导致标注的质量难以保证，从而无法保证训练效果。同样，由于无法真正理解医疗健康的业务场景和医生的工作习惯，开发出来的系统同样存在难以融入医疗场景和有效辅助从业医生的难题。

疾病风险预测是备受大数据与人工智能公司青睐的领域。由于其应用场景通常在医疗系统之外，便需要结合大量院外的医疗健康数据，提供给人工智能引擎深度学习。而院外的日常健康数据通常来自健康服务互联网平台、个人随身检测物联网终端，这些数据质量普遍不高，也无法与医疗体系的电子病历与诊疗数据有效融合，导致人工智能系统训练效果低下，无法达到健康保健与辅助诊疗的程度。一般而言，医疗保险、营养品与健康服务等非专业性行业，是这类人工智能公司的服务对象。

同样处于医疗人工智能创新热点的另外一个领域，是基于自然语言处理技术，对病历进行学习分析的医疗知识图谱构建。由于电子病历的书写缺乏标准语言，不同医生在描述用词、判断标准、关注点等方面存在较大差异，导致数据系统的学习效果无法保证，所产生的知识图谱存在着无法解释、无法应用的尴尬。

总体来说，当前的医疗健康大数据市场，普遍以技术驱动的正向创新模式为主。由于缺少必要的医学专家参与，企业缺乏对医疗场景的深入理解，所以研发的系统无法适应医疗场景的实际情况与现有流程，难以对医生形成有效的帮助，进而导致医生更加缺乏深入参与的热情，形成了一个恶性循环的态势，难以产生真正的价值。目前市场上的供应商主要采取免费使用的方式推动系统进入市场，无法产生相应的经济收入，可持续性基本靠投资保证，存在后续乏力、无法长远发展的困境。

（二）医疗健康人工智能国际发展现状

全球的业内人士普遍认为，在2020年人工智能将有望在以下领域提高病人就诊体验。

预约、提醒、账单等管理领域。在美国，每年浪费、欺诈及滥用的花费占到健康产业总花费的3%～10%。在这个领域，采用人工智能来预测并检测此类行为可以有效降低费用，并提高效率10%～15%。据估算，仅2019年，美国市场即有17亿美元的市场机会。在重复性高的预约、提醒、重预约、沟通领域，人工智能可有效降低沟通成本。在克里夫兰的Metro Health系统中，10%～35%的病人预约后未到诊，给医院带来经济损失。在后台引入人工智能系统之后，通过人工智能分析及人工智能提醒，到诊率大大提高，平均等待预约时间也减少了30%。

医疗资源管理。Cleveland Clinic系统利用人工智能管理病床和手术流程，通过统一管理和优化，资源得到充分使用。人工智能引擎通过监控病人流转的全流程，可以在早期预测瓶颈，尽早干预，令医院资源得到最大限度的利用。

合规监控。Bluesight for Controlled Substances 是一个监控医疗用品的系统。通过对医疗用品使用量及员工行为的监控，系统可以有效地鉴别出参与倒买倒卖的医院员工。

病人服药及账单服务。通过人工智能干预，可降低病人用药量，并减少病人花销。Cigna Corp近期宣布，通过其Health Connect 360平台，将向其网络客户提供用药服务，检测病人滥用药物情况或擅自停药情况。同时，Health Connect360也将通过自动化健康数据采集，将病人用药情况及身体状态联动分析，从而进一步优化服药量。2019年，Cigna向部分客户推出该服务，结果显示这类服务对于糖尿病病人有非常好的效果。

病人—服务配对。St. Joseph Health 利用人工智能技术，有效地为病人选取合适的健康服务提供商，降低了30%～40%的服务商空置率。

从被动诊疗向预防性诊疗的转变。智利服务商Accu Health利用家庭互联设备监测，将自动化采集数据导入人工智能引擎，可在早期对病人身体状况进行预警。

降低保险成本。人工智能预期在18个月内可以为美国保险节省70亿美元的支出。奥飞迪（Afiniti）是一家科技公司，通过对商业数据的挖掘，Afiniti将病患与呼叫中心配对，在病患生活习惯发生变化的时候及时干预，为其客户节省了超过

1.2亿美元的支出。

医学影像诊断。目前已有大量案例证明人工智能的影像诊断能力不逊于人类医生。在一些高质量数据的场景，人工智能甚至有超越人类医生的表现。市场预期认为，到2023年，全美人工智能医学影像诊断市场可达到20亿美元。然而，IBM Watson的一系列诊断失误也让行业内对这个市场的前景持谨慎态度。一些机构开始采用人工智能与人类联合诊断的方式，并达到了99.5%的高精确率。

提高沟通效率。目前，全美每年大约有25万病人因可避免的医疗事故死亡，而其中大约80%的医疗事故源自沟通失误。目前，大量的人工智能公司正在进入这一领域，为院内协同及医生—病人协同提供服务。

干预精神疾病。无论是早期诊断，还是同病人的沟通，人工智能均展示了强大的潜力。例如，在早期诊断儿童抑郁症的研究中，通过对儿童语言模式改变的分析，人工智能不仅可以更精确地诊断儿童抑郁症，并且可以有效地对其进行干预。

与此同时，我们也可以了解到，短期内人工智能对于健康行业的影响是有限的，主要原因有以下几点。

第一，数据来源的匮乏。大量的成功案例往往建立在人工数据标注的基础上，这导致模型只能在实验室环境有小规模成果。在实操中，绝大部分的医疗机构和健康服务机构缺乏应有的数据架构，不仅无法自行建模，甚至无法有效利用已有模型。

第二，个体意义及统计意义的不一致性。目前大量的人工智能算法尚处于实验室阶段，因样本限制，未达到统计意义上的有效性；而对于个体而言，目前算法的真阴性及真阳性均有待提高，之后才能独立运用于诊断场景。

第三，数据的来源对模型的精确性影响很大。例如在北美，大量的模型源自白人数据，当这些模型应用在少数族裔的时候，暴露了其精确性不足的问题。

第四，数据标准化及系统标准化不足。哪怕在北美有主流数据标准的情况下，常见医疗数据的格式仍然高达几百种，而业务系统更是五花八门。这种情况令人工智能的系统整合和部署成为一个难题。

与以上技术限制相比，更困难的部分在于北美医疗系统的复杂性。参与各方的激励机制与资金来源形成于历史原因，很难在短期内改变。而这些行业壁垒将极大地限制人工智能的发展。政府的决策以及法律法规在很大程度上可以影响行业，但是很多更具体的问题，例如数据的最终归属权问题，或许需要最高法院适当地进行裁决。

五、关于医疗健康人工智能应用的思考

（一）医疗健康人工智能发展的优势与困惑

中国在医疗健康领域的人工智能应用发展有着巨大优势。首先，中国有着庞大的人口基数与医疗健康产业体量。而随着20多年来医疗健康信息化的强力发展，互联网+医疗的不断推进，物联网科技的蓬勃发展，前沿生物科技与精准医学研究的深入，以及公共卫生领域信息化、数字化转型的不断完善，方方面面的发展都在推动庞大的医疗健康数据的产生、积累，这构成了人工智能产业发展的核心数据基础。其次，中国医疗资源分布不均衡。随着人们对健康需求的不断升级，以及人们对疾病、健康、生命科学等领域的深入研究，以数据分析与机器学习为科技基础的医疗健康数据应用，在推进精准医疗、疾病预测、健康状态监控、公共卫生管理以及分级诊疗的专家知识共享等领域，存在着巨大的市场发展空间。我们也真切地看到，市场在诸多领域不断投入资本、人才。在适当的医疗健康活动场景中，我们也看到了技术给人们工作效率所带来的巨大助力。

与此同时，运用人工智能技术赋能医疗健康产业，我们也存在着诸多的问题和困惑。我们不得不面临以下几大发展瓶颈。

第一，获取有效的数据是一大难题。当前的医疗健康数据，比较高质量的部分基本都在各医疗机构中，医院等企业数据共享动力严重不足，导致数据有效流动的壁垒高，数据的获取非常困难。由于信息化建设过程中缺乏整体规划与全景思维，医疗系统内部的信息化蓝图孤岛林立，数据的标准化、信息的完整性与一致性问题严重，数据的可用性差。同时，又缺乏有效的数据质量管控与治理手段，使得目前能够获取的数据的可用性堪忧。通过互联网应用等公开途径获取的数据可用性、专业性都远远不足以支撑人工智能在医疗健康领域的应用。

第二，业务与模型之间的鸿沟难以跨越。医学与数据科学之间的鸿沟巨大，医疗健康专家不具备数据与算法的建模能力，而数据分析师缺乏基本的医学知识而无法建立准确的数据与算法模型。两者之间由于专业的差异、话术的不同，无法实现有效的对话，致使医学知识（医学常识）无法有效地进入数据模型与训练算法中，导致人工智能的训练结果无法真正解决问题。目前常用的数据标注方法，由于无法调动高水平医生的标注积极性，使得合格的数据标注欠缺，已完成的标注水平无法保证高准确度与精准度。

第三，从医学与数据角度看待问题的视角不同。从医学角度看，很多有效的措施并不利于数据的收集、分析与应用。在武汉抗疫的场景中，不同的人群采取的是不同的隔离管理措施：疑似与密切接触者居家或者宾馆隔离，轻症患者在方舱医院管理观察，重症患者在专门的重症隔离病房抢救。这是从医学的角度上决策，能够最大化地起到隔离、救治、防治交叉感染的效果。但是，由于人群的隔离，使得各种检验检测数据产生并存放在不同机构的异构数据集中，在缺乏信息共享联通机制的情况下，对于人群相关数据的分析研究，便会出现很大的困难。另外，在日常的医疗健康活动中，不同的专科医院针对不同的健康问题的诊断与处理，不同时间段针对重症、康复、愈后等情况的分散处理，从医疗角度看都存在合理性，但是都加剧了数据整合的难度。

第四，技术产品融入业务场景有难度。不可否认的是，在各种医疗场景中，人工智能对于辅助诊疗并非真正的刚需。而纯粹以技术功能为基础的人工智能产品（影像的自动判读、基于自然语言的自动问诊等），在应对复杂的医疗健康场景的过程中，难免要面临技术与场景无法匹配的尴尬局面。而在病人数量庞大、医疗资源短缺，医疗人员在既定的医疗流程中争分夺秒的情况下，医生们也无法投入大量的精力去适应、磨合这些全新的技术。人员的培训、新工具的适应过程、系统的不成熟以及伦理、医疗责任等因素，都使得这些以技术为驱动的医疗数据应用，无法在真正的医疗健康场景中迅速形成真正有效的助力。

（二）推进医疗健康人工智能发展的途径与政策思考

如何才能让人工智能在医疗健康领域中真正落地应用并产生真正的价值？从基础建设的角度上，我们可以从以下几点进行深入的思考。

1. 人才是基础

跨界融合的学科，需要跨界的人才。如何促进医工结合领域高层次人才的培养，以及如何促进当前的数据从业者与高水平的医疗工作者之间的跨界合作，是一个值得深入研究的课题。

首先是基础教育领域。近些年来，全国的各大院校都不断深化教学改革，推进医工结合的跨学科人才的培养。2019年，清华大学精准医学研究院启动了六大医工结合研究中心，即临床大数据中心、数字医疗与医疗机器人中心、人工心肺中心、智慧健康中心、医学转化影像中心、可穿戴/可植入医疗设备中心，同时，医工结合博士的培养也进入了招生阶段。其他重点高校也都先后成立了相关的医工融合学科，医工结合的高端科研人才的培养，在我国已经形成了一个巨大的洪流。而在另一个维度上，医学人才的数据与工程思维的教育，依然是一个比较薄弱的领域。不难理解，想要促进人工智能等数据应用产品进入到医疗健康的场景中为医护人员赋能，提高诊疗水平，提高医患体验，必须将技术产品融入具体的业务场景。从产业的调查分析过程中我们不难看到，经受过数据与统计训练的年轻的高学历医师们对数据与医疗的融合研究与应用，有着极大的热情与优势。

而如果我们从应用的角度来看待这个问题，让广大的医护人员具备一定的数据与工程思维，是人工智能应用能够落地产生作用的一个必要条件。在以医学从业为目标的专业人才的培养方面，加强数据科学、工程方法理念的普及教育，不断推进医学人才的跨学科素质教育，将为医疗健康领域的数据应用的长远未来奠定极为坚实的基础。而在计算机、数据科学、工程（例如精密仪器）等学科中，培养有针对性的面向医疗健康领域的融合性工程人才，也是我们需要思考的问题。

针对当前从业者群体的继续教育也需要引起重视。当前在医疗健康机构从业的大量专业医护人员，普遍缺乏数据与工程思维，对新型的技术缺乏热情与接受度。而工程人员缺乏基本的医学知识，对医疗健康业务场景的各种关联因素缺乏基本的认知。这是导致技术无法产生实际效果与效益的根本原因之一。而想要解决这个问题，更好地促进人工智能与数据应用在场景中的落地，一方面需要不断推进医疗健康数据思维的科普教育，让广大的医护从业人员对数据科学、前沿技术有一个合理的认知；另一方面，我们也需要不断思考，如何建立相应的机制与规范要求，向进入医疗健康领域的工程技术、数据科学等专业人才，提供必要的医疗健康与医院管理等领域的基本知识教育，这也是需要引起各层（包括国家政策制定、知识体系梳理、教育机构建设等）重视的一个问题。

2. 数据标准化建设

如何进一步推动医疗健康数据标准化建设，提高数据的可用性，是我们从国家层面需要深入思考的一个问题。提高数据的标准化和模型的完整性迫在眉睫。医疗单位需要摒弃好高骛远的"智能化""互联网+"等概念误导，切实搞好医疗机构内部的流程贯通以及以病人为中心、以病种为主线的多维数据互联、建模与分析平台。很大程度上，数据仓库与院内综合数据分析平台的建设，会有效地促进数据可用性的建设。在数据标准化建设的前提下，进一步规范医疗信息化、医疗机构互联互通、互联网+医疗以及各级数据中心与开放数据服务平台的基础建设，才能更加有效地让人工智能、大数据等技术在医疗健康领域发挥积极的促进作用。

人工智能离不开高质量的数据集，不管是从训练模型能力，还是验证训练结果，都需要高质量的标准数据集。当前国家卫健委已经开始在这一领域努力，但是过程之艰难，也完全超出我们的想象。是否能够将这一实践从有限的组织机构的努力，有效地扩展到更多力量的参与，就需要有一个从国家层面的整体规划、统一管理、组织多方力量进行攻关的基本策略。

3. 技术与场景融合

不管是技术驱动的正向创新，还是医疗需求拉动的逆向创新，最终都需要达到技术与应用场景合理融合，才能使得技术产品的落地产生价值。根据对大量产业案例的分析不难发现：以医疗场景需求驱动的技术变革更容易融入医疗场景，产生真正的价值，而纯粹的科学技术驱动的人工智能技术研究与产品研发，更容易对有科研论文需求的人产生吸引力，合作的项目经常陷入技术与产品无法适用于诊疗活动的尴尬境地。我们也不得不面对的另外一个现实是，以医疗为主导的人工智能数据应用研发，尽管很多情况下能够在医疗场景中产生一定的应用效果，但是，由于各个医疗机构需求的独特性，甚至是主导医疗专家需求的个性化，使得产品难以带来合理的经济效益，项目无法形成有效的商业模式，创新无以为继。

为了解决这个问题，应以国家为主导方，创建科研型的医疗机构，针对有普适价值的医学领域，坚持以医疗实践为主导、以工程与数据科学为辅助，进行跨学科的数据建模与工程项目研究，并进一步推动可复用技术工具的定向研发，有效促进以数据为核心的人工智能应用的健康发展。

医疗健康领域人工智能产业发展的政策与策略研究[①]

目前人工智能在医疗健康领域高速发展并在某些方面有着广泛运用。医疗健康领域人工智能已经成为国际竞争的新焦点，越来越多的国家都在着力于制定发展战略和规划，力图在新一轮的国际竞争中掌握更多的主动权。

一、国际医疗健康人工智能相关政策

人工智能作为最具颠覆性和变革性的技术，正不断渗透人们社会生产生活的各个方面，给政治、经济、文化等方面带来极为深远的影响，持续引发全球政界、产业界和学术界的高度关注。目前，人工智能已上升为国家层面的激烈博弈，越来越多的国家争相制定发展战略与规划，几个主要国家和地区进入全面推进人工智能发展的全新战略时代，人工智能竞争逐渐白热化（表2-1）。

---

① 本报告作者为清华大学曹健、复旦大学大数据学院周保松、复旦大学附属华山医院北院万欢、上海市卫生和健康发展研究中心蒋璐伊、复旦大学附属华山医院王丹丹。

表2-1 主要国家和地区人工智能相关的主要政策文件

国家/地区	时间	政策文件	重点内容
美国	2016年10月	《为人工智能的未来做好准备》	分析人工智能在美国的发展现状、应用情况、引发的社会问题、相关公共政策等内容
	2016年10月	《国家人工智能研究和发展战略计划》	通过设计框架来明确人工智能所需要的科学技术，同时跟进研发投入，使其产生最大化效益
	2019年6月	《国家人工智能战略研究规划：2019年更新》	继续实行2016年颁布的七大战略，新增第八大战略计划：加大联邦政府与学术界、产业界、其他非联邦实体以及国际盟友之间的公私合作，加快人工智能产业发展
法国	2013年	《法国机器人发展计划》	推动机器人产业持续发展，实现到2020年成为世界机器人领域五强的目标
	2018年3月	《法国人工智能战略》	法国人工智能的发展优先聚焦于健康、交通、环境、国防与安全四个领域
日本	2016年6月	《日本复兴战略2016》	人工智能作为第四次产业革命的核心
	2017年3月	《下一代人工智能促进战略》	发展人工智能以便维持日本在汽车、机器人领域的技术优势，解决人口老龄化、医疗及养老等社会问题
英国	2017年10月	《在英国发展人工智能》	分析了英国人工智能的应用现状、市场和政策扶持情况，并对数据、科技、相关研究和政策的开放程度与投入情况给出了建议
欧盟	2018年3月	《人工智能时代：确定以人为本的欧洲战略》	介绍了欧洲人工智能的发展，提出了人工智能偏见问题，提出欧盟应该采取的应对策略

资料来源：作者汇总。

（一）美国

美国是人工智能技术的早期开发者和国际领导者，科学制定了人工智能产业的发展战略，并从政府、法律、技术和投资层面形成全方位组织推进模式。在美国已发布的人工智能政策中，与医疗健康相关的有2016年的《国家人工智能研究和发展战略计划》和《为人工智能的未来做好准备》。两份纲领性文件指出要加速人工智能在医疗领域的发展，利用人工智能对疾病进行预测及预防，通过电子化病历对医疗大数据进行分析挖掘，以及在医学诊断等领域利用人工智能系统自动执行决策和进行医疗诊断等。其中，《国家人工智能研究和发展战略计划》指出在医疗领域，美国要积极将人工智能应用于可穿戴设备、记忆辅助系统和医疗诊断等领域。同时，还明确了将对人工智能研发进行长期投资，但主要是指对人工智能通用技术和下一代重点技术的投资，并未特指将人工智能用于医疗健康领域。

2016年12月美国发布《人工智能、自动化与经济报告》，深入考察人工智能驱动的自动化将给经济带来的影响并提出国家三大应对策略。从宏观层面来看，首先，人工智能将促进科技进步和生产增长率的提高；其次，人工智能将对劳动力市场造成潜在的多样性影响。从应对策略方面看，投资和发展人工智能的诸多益处，为处于转型中的工人提供帮助并赋予其权利，确保其可以广泛地共享增长。

在医疗健康人工智能产品的市场准入与监管方面，国际医疗器械监管者论坛（IMDRF）《医疗器械软件：可能的风险评级框架及相关考量因素》（2014年），美国国会《21世纪治愈法案》（2016年），美国食品药品监督管理局（FDA）指导草案《临床与病人决策支持软件》（2017年）、《数据健康创新计划》（2017年）等文件明确了医疗器械范围，FDA在此基础上形成了医疗器械软件（SaMD）全周期监管方案——预认证方案。2017年，美国还成立了数字化医疗和人工智能技术评审部门，研究针对人工智能类医疗产品（设备、器械、软件等）的规范、标准、监管途径。同时，FDA发布的一系列政策文件反映了美国对人工智能时代医疗器械监管政策的思路变化：降低市场准入、加速审批流程。FDA基于过往审批经验，新兴的以人工智能为技术核心的计算机辅助诊断类软件在审批上更加系统化，多个监测预警类产品获批，明显推进了医疗健康人工智能产品的发展速度。截至2019年8月，FDA已经批准了26款人工智能医疗软件，涵盖糖尿病、脑部疾病、心血管、癌症、儿童自闭症筛查等多种疾病和预防领域，主要应用场景包括医学影像、健康管理、可穿戴设备等。

2018年发布的《科学和技术要点——特朗普执政首年回顾》，将特朗普政府在人工智能领域的成就总结为"利用机器学习改善医疗诊断"，可以看出在这期间人工智能发展更多集中在具体的应用和落地上。在其执政期间，FDA批准了第一个用于医疗诊断的人工智能装置，用于检测糖尿病视网膜病变等[1]。

2019年2月11日，特朗普签署启动《美国人工智能倡议》行政令。该倡议的一个重要特点就是向学术界、医疗领域开放一些政府数据库，便于人工智能项目积累所需要的数据量。美国政府表示将要求卫生和交通等领域的政府机构发布新的数据集，在关注数据隐私性的同时帮助人工智能研究发展。2019年6月，《国家人工智能研发战略计划：2019年更新》发布，文件强调继续实行2016年颁布的七大战略，同时进一步强调人工智能在医疗保健、医学影像方面的发展和应用。

（二）欧盟

欧盟是全球人工智能技术发展的重要地区之一，其先后发布了《2014～2020年欧洲机器人技术战略研究计划》《地平线2020战略——机器人多年度发展战略》《对欧盟机器人民事法律规则委员会的建议草案》《欧盟机器人民事法律规则》等政策或计划，旨在促进机器人行业和供应链建设，将先进机器人技术的应用范围拓展到海陆空、农业、健康、救援等诸多领域，以扩大对社会和经济的有利影响。

在医疗健康人工智能的具体应用上，欧盟聚焦神经科学领域，2013年将"人脑工程"选定为新兴技术旗舰项目，加速成果转化。欧盟也关注医疗机器人的研发，《2014～2020年欧洲机器人技术战略研究计划》也表明欧盟关注的重点是康复辅助机器人以及在心血管、神经和肿瘤外科手术使用内置传感的微型机器人。欧盟研发的医疗机器人主要分三类：临床机器人，用于诊断治疗、外科手术、药物治疗和急救；康复机器人，如用于外骨骼、假肢等；辅助机器人，如医院送货机器人、情感支持机器人等。同时，2018年3月出台的《人工智能时代：确立以人为本的欧洲战略》表明欧盟将对人工智能在健康分析和精准医疗等领域的应用进行深入研究。

---

[1] 腾讯研究院：《特朗普人工智能新政："发展能够为美国人民服务的AI"》。

除了聚焦人工智能在医疗领域的具体应用方向外，欧盟非常看重医疗健康人工智能相关法律、伦理准则的制定。2016年6月，欧盟率先提出了人工智能立法动议①。2019年2月，欧盟委员会公布了欧盟"旗舰"科学计划的6个新入围的候选研究项目，其中就包括了人工智能。同年4月，欧盟委员会以"建立对以人为本人工智能的信任"为题，发布了欧洲版的人工智能伦理准则，作为企业和政府开发人工智能伦理应用的指导方针，主要包括三项基本原则：人工智能应当符合法律规定、人工智能应当满足伦理原则、人工智能应当具有可靠性。虽然这份伦理准则不具有法律上的约束力，但欧盟现有的一些法律规定已经体现了其中要求的一项或几项内容，可以在一定程度上澄清医疗与人工智能结合时产生的可能影响社会的模糊问题。举例来说，如果一套人工智能系统在未来某个时候诊断出患者患有癌症，欧盟的指导方针将确保下列事情的发生：软件不会因种族或性别而产生偏见；不会推翻人类医生的反对意见；患者有权选择是否听取人工智能诊断意见。

欧盟一再表示希望成为人工智能伦理领域的领导者，可以说欧盟是由于环境因素而迫不得已充当这一角色的。因为在投资和前沿研究方面，欧盟无法与美国和中国等人工智能领域的世界领先者一争高下，因此，它选择了伦理作为塑造技术未来的最佳选择。预计在不久的未来，欧盟在人工智能企业、医疗健康人工智能等方面会出台、推行有法律约束力的规定。

另外，在数据交换和共享机制建设方面，欧洲历来重视数据的价值，但又以对数据隐私的高度保护著称。被称为有史以来最为严格的数据保护法规《通用数据保护条例》（GDPR）于2019年在欧盟正式生效。欧洲各国在接受高度数据规范约束的同时，自上而下地加强数据交换与数据共享机制的建设，培育人工智能医疗生态系统，期望在利用医疗数据价值方面引领世界；但是却面临投资落后于中美、市场过于分散、支撑人工智能研究的大学和资金等要素脱节的现状，能够接

---

① 赛迪顾问：《国内外人工智能产业发展的比较分析》，《中国计算机报》，2018年12月3日。

触、整合到的数据体量较中美等少了很多。

（三）英国

英国是人工智能理论的发源地，至今仍在人工智能领域有很强的影响力。围绕医疗健康人工智能发布的政策有《人工智能：未来决策制定的机遇与影响》《在英国发展人工智能》《政府对上议院人工智能特别委员会关于英国人工智能的报告做出回应：准备，意愿和能力》（以下简称《回应》）等。

英国是欧洲最积极推动人工智能发展的国家之一，也一直是人工智能的学术研究重阵，在人工智能伦理和监管方面较为领先。英国政府发布的《人工智能：未来决策制定的机遇与影响》认为，人工智能可减轻搜索大数据集的负担，用于健康、社会护理服务时，能够有效预测需求和准确定制服务等。《在英国发展人工智能》阐述了目前医疗保健行业最具人工智能发展潜力的三个方向：病情诊断支持、影像诊断的支持和潜在流行病的早期发现和发病率追踪。

在数据交换方面，英国政府认为现阶段严格的监管措施并不有利于人工智能的发展，但政府正在努力探索数据信任、数据开放和共享的监管框架。2018年发布的《回应》中表示，利用人工智能技术对病人的健康数据进行监管。

2019年，英国药品和保健产品监管机构（MHRA）与美国FDA合作，研究和制定机器学习和人工智能的医疗设备标准。同时，《回应》还称人工智能技术在英国医疗方面的研究已经进入应用阶段，人工智能将在医疗细分领域进行深入结合应用，在2019年正式启用5个人工智能医疗诊所，作为英国政府利用人工智能改善医疗保健和治疗计划的一部分。为提升癌症等多种疾病早期诊断率和病患护理效率，同年，英国表示将在医疗健康人工智能领域持续发力，加大投资力度，建立新的国家人工智能实验室，与负责监督医疗卫生系统电子化的新组织NHSX合作，为解决医疗领域某些最大的挑战而努力，如早期癌症筛查、老年痴呆等。利用人工智能为患者提供更加完善的定制化服务，支持英国国家医疗服务体系（NHS）的实施。

（四）法国

法国在人工智能发展大潮流中属于后来居上的强劲国家。面对其他国家的持续发力，法国也开始积极布局，2013年推出《法国机器人发展计划》，旨在创造有利条件，推动机器人产业持续发展，实现到2020年成为世界机器人领域前五强的目标。2018年3月下旬，法国总统马克龙宣布了一项四年内18亿美元的人工智能投资计划，而医疗行业正是这个计划的基石。在该计划的激励下，法国众多顶尖人工智能公司和初创公司均募集到大量资金，开展关于癫痫诊断、心脏疾病、老年护理等疾病领域的医疗健康人工智能产品研发，涵盖可穿戴设备、影像技术、疾病预测、健康管理等方面。例如，DeepOR公司利用人工智能创建了智能助手来跟踪和优化医院手术室的使用，手术室工作流程使用基于人工智能的统计模型实现自动化，以提高患者的医疗质量，增加医院的财务业绩。

2018年3月法国发布《法国人工智能战略》，将健康作为人工智能发展的四个优先领域之一。《法国人工智能战略》决定在国家健康数据研究所的基础上成立真正的卫生健康数据中心，该数据中心包括医保报销数据、临床数据和科研数据等，并最终实现数据开放。

2019年2月，法国财政部在首届法国人工智能峰会上公布了《法国人工智能技术发展水平和前景》，提出并肯定了法国人工智能在医疗卫生领域的应用最为活跃，主要体现在医疗预防、医学诊断和研究方面。同时，报告指出，法国在人工智能领域的发展程度不及美国和中国，存在缺乏领军企业、人才流失严重、受制于国外大型互联网公司等问题，而且法国人工智能技术在产业化应用中面临着数据匮乏与数据安全、增强培训工作两大挑战。[1]

---

① 经济参考报：《法国用人工智能国家战略赶超世界一流》。

（五）日本

日本在 2016 年提出的"社会 5.0"战略中将人工智能作为实现超智能社会的核心，将其提升到新的战略高度，并设立"人工智能战略会议"进行国家层面的综合管理。日本医疗健康人工智能的发展目前处于在图像诊断等领域以实用化为目标进行开发的阶段，在医疗健康领域重点关注临床机器人、医疗辅助系统和医疗健康数据的监管等，希望借助人工智能来改善人口极度老龄化的社会现状。[①]

2016年，《日本复兴战略2016》和《科学技术创新综合战略2016》两份重要报告表示，日本将关注利用人工智能开发医疗治疗支持系统，以及实现健康、医疗、公共服务等广泛的产业结构变革。为了提高在医疗领域高度应用人工智能的能力，日本政府开始整合和建立包括电子病历卡、健康检查数据、医疗、照护的收据凭证数据等一元化系统数据库，作为跨入健康管理系统架构下提供更好医疗质量的第一步。

2017年，日本发布《下一代人工智能促进战略》。针对严重的人口老龄化问题，提出要将医疗健康和护理作为人工智能的突破口，基于医疗、护理系统的大数据化（个人生命信息、基因信息、生存环境等大数据），提供最合适（个性定制）的医疗保健服务，建成以人工智能为依托的、世界一流的医疗与护理先进国家，即将人工智能应用于开发医疗辅助系统和与大数据的融合。

2018年，日本在人工智能技术战略会议上提出要打造人工智能医院，计划在2022年前联合建立10家实施人工智能医疗的样板医院，利用人工智能技术自动录入病例、影像诊断及选择最佳治疗方案等。同年7月，日本政府宣布将完善关于人工智能医疗设备的一系列规则，涉及研究开发、临床试验、认证审查、制造品控和流通售后各环节，其中还包括明确了人工智能医疗应用的追责范围，规定"做出最终

[①] 国家信息中心：《电子政务发展前沿：人工智能的研究开发目标和产业化路线圈》。

诊断和决定治疗方针的责任由医生承担"，人工智能医疗设备则定位为辅助诊断手段。同时，还将在年内针对人工智能医疗设备制定评价安全性、医疗质量和效率、认证审查等标准。

但是在中美人工智能研究开展得如火如荼、投入和成果均处于领先地位的情况下，日本在医疗健康人工智能领域的存在感较弱，在研发、人才培育和竞争等方面行动相对迟缓。医疗数据的整理和利用等限制很多、收集成本较高，虽然已经意识到医疗健康人工智能发展需大量医学数据支持，但数据利用的资格认定、数据隐私问题的解决等仍是难点，这也在一定程度上限制了日本人工智能的应用和研究。

二、中国医疗健康人工智能相关政策

近5年来，世界各国开始关注和研究人工智能在医疗领域的发展和应用，围绕人工智能制定发展战略与规划，将人工智能的发展推进至全新战略时代。人工智能与医学融合发展是相关政策和战略的重点方向之一，各国纷纷加大研究力度，并制定发展计划，抢占新一轮科技变革的先机。自我国兴起人工智能研究以来，关于人工智能的政策陆续出台，有效推动了人工智能技术与相关产业的稳定发展。

2016年8月8日，国务院发布《"十三五"国家科技创新规划》，明确将人工智能作为发展新一代信息技术的主要方向，目前，人工智能成为以战略高新技术保障国家安全和利益的"深蓝计划"的核心。党的十九大报告提出要加快建设制造强国，加快发展先进制造业，推动互联网、大数据、人工智能和实体经济深度融合，可见人工智能已经成为国家重要战略，同时也是我国产业变革的重要方向。

紧密围绕人工智能领域，我国陆续出台了《国务院关于推进物联网有序健康发展的指导意见》《机器人产业发展规划（2016~2020年）》《国务院关于积极推进"互联网+"行动的指导意见》《国务院关于印发促进大数据发展行动纲要的通知》《新一代人工智能发展规划》等文件。其中《新一代人工智能发展规划》（以下简称《规划》）是我国在人工智能领域的第一个系统部署文件，具体对2030年中国新人工智能发展的总体思路、战略目标和任务、保障措施进行系统的规划和部署。《规划》中指出，新一代人工智能相关学科发展、理论建模、技术创新、软硬件升级等整体推进，正在引发链式突破，推动经济社会各领域从数字化、网络化向智能化加速跃升。当前，我国国家安全和国际竞争形势复杂，必须放眼全球，把人工智能发展放在国家战略层面系统布局、主动谋划，牢牢把握人工智能发展新阶段国际竞争的战略主动，打造竞争新优势，开拓发展新空间，有效保障国家安全。

（一）国家级医疗健康人工智能政策

国家对于医疗领域人工智能的发展提出明确要求，包括技术研发支持政策，就健康信息化、医疗大数据、智能健康管理等相关技术和产品提出具体规划，指出医疗、健康及养老等方面的人工智能应用方向[①]。随着人工智能在各个领域的研究日趋成熟，"互联网+"技术与人工智能技术相结合应用于医疗领域不断成为国家重视、社会推动、企业投入的重心，发展方向主要包括四个方面：健康管理、智能诊断、智能治疗、智能康复（表2-2）。

表2-2 国家机构发布的医疗健康人工智能主要政策

发布时间	发布机构	文件	主要内容	重点应用	保障
2015年7月	国务院	《国务院关于积极推动"互联网+"行动的指导》	提升终端产品智能化		
2016年4月	工信部、发改委、财政部	《机器人产业发展规划2016～2020年》	重点发展手机机器人、智能型公共服务机器人、智能护理机器人等标志性产品	医用机器人	

① 亿欧智库：《2017人工智能赋能医疗产业研究报告》。

续表

发布时间	发布机构	文件	主要内容	重点应用	保障
2016年5月	发改委	《"互联网+"人工智能三年行动实施方案》	到2018年,创建人工智能基础资源和创新平台		
2016年6月	国务院	《国务院办公厅关于促进和规范健康医疗大数据应用发展的指导意见》	研制推广数字化健康医疗智能设备。支持研发健康医疗相关的人工智能技术、医用机器人、健康和康复辅助器械、可穿戴设备以及相关微型器件	医用机器人康复辅助器械可穿戴设备	
2016年8月	国务院	《国务院关于印发"十三五"国家科技创新规划的通知》	发展先进高效生物技术。加快推进基因组学新技术、生物大数据、脑科学与人工智能、基因编辑技术、结构生物学等生命科学前沿关键技术等	脑科学与人工智能的技术	
2016年9月	工信部、发改委	《智能硬件行业创新发展专项行动（2016～2018）》	研发智能医疗健康设备。重点发展智能家庭诊疗设备、智能健康监护设备、智能分析诊断设备的开发及应用	智能医疗设备	
2016年10月	国务院	《国务院关于加快发展康复辅助器具产业的若干意见》	推动"医工结合",支持人工智能、虚拟现实等新技术在康复辅助器具产品中的集成应用,支持外骨骼机器人、照护和康复机器人等产品研发	医用机器人康复机器人辅助机器人	
2016年12月	国务院	《国务院关于印发"十三五"国家信息化规划的通知》	推动医疗健康相关的人工智能、生物三维打印、医用机器人、可穿戴设备以及相关微型传感器等技术和产品的应用	医用机器人可穿戴设备机器人技术	
2017年2月	国家卫计委	《国家卫生计生委办公厅关于印发造血干细胞移植技术管理规范（2017年版）等15个"限制临床应用"医疗技术管理规范和质量控制指标的通知》	修订《人工智能辅助诊断技术管理规范》《人工智能辅助治疗技术管理规范》,提出《人工智能辅助诊断技术临床应用质量控制指标》《人工智能辅助治疗技术临床应用质量控制指标》		管理规范与控制指标
2017年7月	国务院	《新一代人工智能发展规划》	推广应用人工智能治疗新模式,建立智能医疗体系。探索智慧医院建设,开发人机协同的手术机器人、职能诊疗助手,研发柔性可穿戴、生物兼容的生理监测系统	手术机器人医疗辅助系统可穿戴设备	

续表

发布时间	发布机构	文件	主要内容	重点应用	保障
2017年12月	工信部	《促进新一代人工智能产业发展三年行动计划（2018～2020年）》	支持手术机器人操作系统研发，推动手术机器人在临床医疗中的应用。发展医学影像辅助诊断系统。视频图像识别、智能语音、智能翻译等产品达到国际先进水平	手术机器人影像诊断支持	
2018年4月	国务院办公厅	《国务院办公厅关于促进"互联网+医疗健康"发展的意见》	研发基于人工智能的临床诊疗决策支持系统，开展智能医学影像识别以及多种医疗健康场景下的智能语音技术应用，提高医疗服务效率	临床诊断支持智能影像识别	
2018年7月	国家卫健委	《国家健康医疗大数据标准、安全和服务管理办法（试行）》	明确了各级卫生健康行政部门、各级各类医疗卫生机构、相关应用单位及个人在医疗健康大数据标准管理、安全管理、服务管理中的权责，对于统筹标准管理、落实安全责任、规范数据服务管理具有重要意义	医疗大数据	
2018年8月	国家卫健委、中医药局	《关于坚持以人民健康为中心推动医疗服务高质量发展的意见》	大力推进"互联网+医疗健康"，创新运用信息网络技术开展预约诊疗、缴费等，运用互联网、人工智能、可穿戴设备等新技术，建设智慧医院	可穿戴设备医疗辅助系统	
2018年8月	科技部、国家中医药管理局	《关于加速中医药健康服务科技创新的指导意见》	研发中医医疗器械、辅助用具和系统。重点研发系列智能脉诊仪、舌诊仪等诊断设备，数字化、小型化、集成化和智能化的中医治疗设备，中医推拿和康复机器人，具有中医特色的老年康复辅具，中医智能养老设备，构建脉诊大数据智能处理与分析平台	医疗辅助系统疾病诊断支持康复机器人辅助设备医疗大数据	
2019年1月	科技部、工信部、国家卫健委、国家中医药管理局	《关于加强中医医疗器械科技创新的指导意见》	应用人工智能技术，挖掘、利用中医药大数据，促进中医医疗器械与互联网、移动终端融合发展，研发可移动、可穿戴、智能化的"互联网+"中医医疗器械与辅助系统	医疗辅助系统医疗辅助器械	
2019年7月	国家药品监督管理局医疗器械技术审评中心	《深度学习辅助决策医疗器械软件审批要点》	我国成为第一个通过深度学习辅助决策医疗器械软件审批要点管理规范的国家		医疗健康人工智能产品审批要点

续表

发布时间	发布机构	文件	主要内容	重点应用	保障
2019年8月	国家医疗保障局	《关于完善"互联网+"医疗服务价格和医保支付政策的指导意见》	1.完善"互联网+"医疗服务价格项目管理：项目政策按医疗机构经营性质分类管理，项目准入以省为主实行分级管理，明确项目准入应符合的基本条件，明确不作为医疗服务价格项目的情形； 2.健全"互联网+"医疗服务价格形成机制：价格政策按公立非公立实行分类管理，收费方式应体现跨区域服务的特征，医保部门制定吊证价格实行升级管理，制定调整价格应保持线上线下合理比价等； 3.明确"互联网+"医疗服务的医保支付政策：确定医保支付范围，完善以保协议管理		医疗服务项目与价格管理、医保支付政策
2019年10月	发改委、卫健委、国家中医药局、国务院医改领导小组秘书处	关于印发《区域医疗中心建设试点工作方案》的通知	通过3~5年努力，在患者流出多、医疗资源相对薄弱地区建设区域医疗中心，充分运用"互联网+医疗健康"、人工智能、大数据等先进技术，打造一批以高水平医院为依托的"互联网+医疗健康"协作平台，形成一批以区域医疗中心为核心的专科联盟		应用平台
2019年12月	发改委、教育部、民政部、商务部、文化和旅游部、卫健委、体育总局	《关于促进"互联网+社会服务"发展的意见》	鼓励智能化交互创新应用，引领智慧医疗产业新业态发展。面向远程医疗，加快第五代移动通信技术（5G）行业应用试点，探索"互联网+医疗"的商业保险支撑和保障机制		商业保险制度

资料来源：作者汇总。

（二）省级医疗健康人工智能政策

2016年后，随着《国务院办公厅关于促进和规范健康医疗大数据应用发展的指导意见》《新一代人工智能发展规划》《国务院办公厅关于促进"互联网+医疗健康"发展的意见》的发布，全国各省份积极响应国家政策号召，依托地区优

势、结合发展目标，持续发布了多项与医疗健康人工智能应用相关的政策文件（表
2-3）。截至2018年10月，各省份医疗健康人工智能政策发布数量达峰值51项（图
2-1）。其中，安徽省、上海市、北京市2015～2018年在政策发布数量上领先于其
他省份，位居前三；影像识别、可穿戴设备、辅助诊疗和康复辅助器具等是目前医
疗健康的重点应用领域。

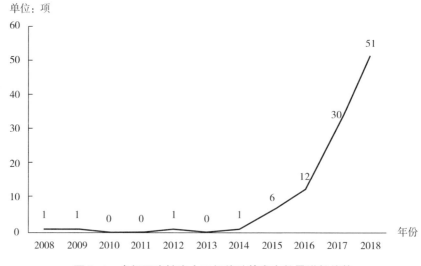

图 2-1　省级医疗健康人工智能政策发布数量增长趋势

数据来源：作者绘制。

　　北京、广东、河北等6个省区市于2015年率先发布医疗健康人工智能相关政
策。2016年，上海、江苏、四川等5个省区市也相继出台。到2017年，全国共计
19个省区市出台了人工智能医疗应用相关政策，累计发文数量高达30份。因此，
2017年被认为是人工智能政策"井喷"年。2018年各省区市继续积极响应国家号
召，已经发布了人工智能规划的19个省区市中，有16个制定了具体的产业规模发
展目标。

　　从地区发展优势来看，华东和华北地区医疗健康人工智能发展较快。华东地区

表2-3　　　　　　主要省区市医疗健康人工智能政策发布时间及重点应用

省区市	2015～2018年发布政策数	重点应用
安徽	12	影像辅助诊断、可穿戴设备、健康监测设备、辅助机器人
上海	9	辅助病症诊断、影像分析、辅助治疗技术、智能健康设备、可穿戴设备
北京	8	医疗健康服务机器人、健康管理、影像识别、康复辅助器具
江苏	6	智能健康、医疗可穿戴设备、虚拟现实技术
四川	5	医疗辅助设备、远程医疗、医用机器人、康复辅助器具
广东	4	医学影像、智能医疗设备
湖北	4	可穿戴设备、虚拟现实技术、康复机器人
内蒙古	4	康复辅助器具、医学影像识别、智能辅助系统、医用机器人
吉林	4	医学影像识别、手术机器人、可穿戴设备、智能诊疗助手
辽宁	4	辅助诊断治疗技术、康复机器人
浙江	3	中医诊断、中医康复养老健康管理、人工智能诊断
山东	3	医用机器人、健康和康复辅助器械、可穿戴设备
甘肃	3	智能辅助系统、影像识别、手术机器人、可穿戴设备
云南	3	康复辅助器械、可穿戴设备
贵州	3	康复辅助器械、可穿戴设备
天津	3	医学影像、手术机器人、康复辅助器具、可穿戴设备
福建	2	远程医疗系统、辅助诊断系统、可穿戴设备
江西	2	虚拟现实技术、医学影像识别、可穿戴设备
广西	2	医院管理信息系统、医学影像识别、健康智能装备
河北	2	辅助诊断技术、辅助治疗技术
宁夏	2	服务机器人、可穿戴设备
陕西	2	医用机器人、康复辅助器械、可穿戴设备
重庆	2	电子处方、电子病历、智慧药房
黑龙江	2	服务机器人、康复辅助器械
海南	1	医疗辅助系统
河南	1	医疗健康
山西	1	病历诊断、影像诊断
青海	1	医用机器人、康复辅助器械、可穿戴设备
湖南	1	可穿戴设备、医疗智能装备
合计	99	

资料来源：作者汇总。

以长三角为依托，以江苏、上海和浙江为代表，经济实力强大，技术创新资源丰富，为医疗健康人工智能的发展提供了有利条件。华北地区以京津冀为依托，是我国人才最为密集的区域，拥有众多科研机构、科研院校和创新创业园区，会集了大量技术人才。京津冀地区利用其独有的知识资源优势，带动人工智能在医疗健康领域中的发展。

从政策来看，各省区市医疗健康人工智能发展着力点和推动力量各有千秋。四川、宁夏、浙江、福建、湖南等省份（自治区）均发布建设"互联网+医疗健康"示范省/区的宏观政策，主要依托建设医疗数据中心、公共卫生健康信息管理等手段，提高医疗服务水平，逐步优化医疗服务流程。山东省和重庆市均提出了明确的"互联网+医疗健康"整体发展计划，山东省印发《山东省推进"互联网+医疗健康"示范省建设行动计划（2019～2020年）》的通知，重庆市印发《重庆市加快"互联网+医疗健康"发展行动计划（2018～2020年）》的通知，均从服务水平、救治能力、结算支付、药品供应、健康管理、资源管理、大数据应用等方面，明确发展任务，确定负责部门，分阶段提出发展目标。

安徽省政府高度重视人工智能技术在医疗健康领域的应用，同时其科研资源丰富，语音识别技术领先。位于合肥的中国科学技术大学发起成立了国家类脑智能技术及应用国家工程实验室，代表人工智能领域最先进的技术方向之一，同时中国科学技术大学、合肥工业大学、科大讯飞在人工智能核心算法方面具备研发基础，将推动机器视觉、图像识别等基础支撑算法的开发。科大讯飞拥有语音识别、口语评测等多项国际领先技术，技术优势明显。2017年安徽省政府在《安徽省"十三五"信息化发展规划》中提出，推动医疗大数据和人工智能的结合，构建临床诊疗辅助系统；鼓励智能语音、人工智能辅助影像诊断等智能技术在医疗领域的应用。2018年发布的《安徽省新一代人工智能产业发展规划（2018～2030年）》和《安徽省人民政府办公厅关于促进"互联网+医疗健康"发展的实施意见》，都表示积极推动智能医疗的发展，研发外科辅助机器人、医学影像辅助诊断系统、医学影像识别的应用等。

上海市利用科研人才优势，实现技术和应用示范双重突破。2017年上海市卫计委[①]在《关于促进上海医学科技创新发展的实施意见》中提出推动脑疾病诊疗方式和类脑人工智能产业发展。上海把发展人工智能，聚焦认知计算推进医疗健康精准普惠，利用认知计算和深度学习技术提升诊疗辅助、健康管理和养老照护等服务能力，作为上海市"新一代人工智能发展"的重点方向之一。2018年，上海市政府发布的《"健康上海2030"规划纲要》和《上海市人民政府关于推进本市健康服务业高质量发展加快建设一流医学中心城市的若干意见》都积极推动智慧健康服务发展，促进"互联网+医疗健康"发展，推进人工智能在医学领域的应用。同时，要促进生物医药产业发展，推进智能化可穿戴医疗设备等广泛应用。

北京市高端产业要素聚集，人才、技术、产业、资本等环境都优于其他地区，因此是人工智能的创业重镇。北京拥有百度、360、中科创达等人工智能龙头企业，依托本地技术资源，人工智能产业呈现高端价值链发展格局。2017年，中关村科技园区管理委员会印发《中关村国家自主创新示范区人工智能产业培育行动计划（2017~2020年）》的通知，重点支持人工智能包括医疗在内的六个领域发展应用示范，利用智能影像识别、生物识别、自然语言处理、深度学习等人工智能核心技术，建立医学成像系统、医学图片处理系统，构建医学知识图谱和人工智能辅助诊疗系统。同年发布的《"健康北京2030"规划纲要》中，也提出要积极运用云计算、大数据、人工智能等新技术开展健康管理与惠民服务。2018年9月发布的《北京市加快医药健康协同创新行动计划（2018~2020年）》将促进医药健康与人工智能、大数据技术融合新兴业态等领域发展作为重点任务之一。

截至2019年12月，全国仅山东省和北京市通过了部分医疗健康人工智能服务物价。山东省医疗保障局新增肺结节人工智能辅助诊断项目，规定暂由医疗机构制定试行价格；北京市卫健委新增人工智能辅助诊断项目、三维可视化精准设计辅助治疗项目（表2-4）。虽然这些新增的医疗健康人工智能服务项目尚未纳入医保支付范围，

[①] 现为上海市卫生健康委员会。

但通过试用效果和价格调整，对医疗健康人工智能技术的推广起到了积极作用。

表2-4   2018年5月～2019年12月省级政策文件更新

省区市	发布时间	文件	医疗相关内容
四川	2018年11月	《关于促进"互联网+医疗健康"发展的实施意见》	健全"互联网+医疗健康"服务体系，完善"互联网+医疗健康"支撑体系，强化行业监管和组织保障
	2019年8月	《四川省人民政府关于加快推进数字经济发展的指导意见》	建设"国家级医疗健康大数据应用中心"。完善互联互通的省、市、县三级全民健康信息平台。完善各类人口和健康相关数据库，实现全民健康信息共享应用和业务协同。发展个性化医疗，建立远程医疗应用体系，开展高质高效的"互联网+医疗"健康服务。创新"互联网+居家社区养老"模式，打造一批智慧微型养老院和智慧养老社区
	2019年11月	《四川省推进"互联网+医疗健康"示范省建设实施方案》	2020年，初步形成流程更加优化、服务更加便捷、管理更加规范的"互联网+医疗健康"服务体系。到2022年，基本建成覆盖全生命周期的"互联网+医疗健康"服务体系，基于云计算、大数据、物联网、移动互联、人工智能技术的医疗健康服务蓬勃发展，让群众更加便捷地享受优质医疗服务
福建	2018年12月	《关于加快推进"互联网+医疗健康"发展的实施意见》	到2020年，医疗服务、公共卫生、医疗保障、药品供应等领域信息系统融合发展，全省医疗健康大数据汇聚初具规模，居民拥有规范化的电子健康档案和功能完备的电子健康卡；基本建成统一权威、互联互通的全民健康信息平台，医疗、医药、医保和健康各相关领域信息共享与业务协同取得明显成效，有力支撑"互联网+医疗健康"发展；基于互联网、物联网、大数据、人工智能技术的医疗健康服务新模式、新业态蓬勃发展，初步形成覆盖全人口、全生命周期的全民健康便民惠民服务体系，争创"互联网+医疗健康"示范省，群众获取医疗与健康信息服务更加便捷
浙江	2018年12月	《促进"互联网+医疗健康"发展的实施意见（征求意见稿）》	建设统一的"互联网+"医疗共享平台，优化整合、规范管理和有序发展互联网医疗服务。支持医疗机构、符合条件的第三方机构开展"互联网+"健康咨询、"互联网+"医养服务、"互联网+"社区护理等创新服务。积极开展"互联网+"医疗便民惠民服务，全面改造优化医疗服务流程
湖南	2018年12月	《关于促进"互联网+医疗健康"发展的实施意见》	构建统一权威、互联互通的全民健康信息平台：到2020年，初步建成全省全员人口信息、电子健康档案、电子病历、卫生计生资源四大数据库和省全民健康信息平台。加快推进智慧医院建设。运用互联网信息技术，改造优化诊疗流程，贯通诊前、诊中、诊后各环节，改善患者就医体验。创新"互联网+医疗健康"服务模式。推进医疗健康大数据和人工智能应用

续表

省区市	发布时间	文件	医疗相关内容
山西	2018年9月	《促进"互联网+医疗健康"发展行动计划（2018~2020年）》	大力发展"互联网+"医疗服务，发展"互联网+"医院管理，发展"互联网+"大数据应用服务
广西	2019年1月	《"互联网+医疗健康"示范区建设规划（2019~2022年）》	夯实一个基础：覆盖宁夏城乡居民医疗健康信息互联互通的基础。 建设两大中心：国家医疗健康大数据中心、区域医疗中心。 强化三项保障：党建行风建设保障、研究与应用融合保障、创新行业政策支撑保障 构建五大平台：全民健康信息平台、互联网医疗平台、互联网诊断平台、互联网医药平台、互联网运营监管平台
山东	2019年7月	《山东省推进"互联网+医疗健康"示范省建设行动计划（2019~2020年）》	大力发展医疗健康人工智能技术。支持研发人工智能技术、医用机器人、生物三维打印技术和可穿戴设备等，推动医学装备的数字化、智能化、微型化。2020年医疗健康人工智能技术在二级以上医院推广应用
	2019年9月	《山东省医疗保障局关于新增部分医疗服务价格项目的通知》	新增的医疗服务价格项目在全省执行，暂由医疗机构制定试行价格，试行期2年。试行期满，对纳入医保支付范围的，由医疗保障部门制定正式价格；未纳入医保支付范围的，实行市场调节价 包括：肺结节人工智能辅助诊断按次收费、虚拟情景训练按次收费
北京	2019年12月	《北京市卫健委关于2019年新增医疗服务价格项目规范的公式》	三维可视化精准设计辅助治疗按次收费，人工智能辅助诊断按次收费（基于互联网及大数据平台，使用符合人工智能辅助诊断技术标准的数据，经人工智能辅助诊断系统进行数据分析，并做出相应的数据预测、辅助诊断、手术及治疗方案辅助设计与模拟，或风险评估等）
重庆	2018年12月	《重庆市加快"互联网+医疗健康"发展行动计划（2018~2020年）》	依托医疗卫生机构推进互联网医院建设，2018年，在部分公立医院试点开展"互联网+"医疗服务，探索建立互联网医院管理规范体系。2019年，全面启动互联网医院管理规范体系建设。2020年，全市所有三级以上医院全面开展"互联网+"医疗服务

资料来源：作者汇总。

我国各省级行政区医疗健康人工智能政策的集中发布将持续引导行业进步和产业发展。自2017年3月被写入政府工作报告，人工智能已经向各个行业渗透，成为新的经济增长点和国际竞争的焦点。我国医疗行业基础数据量大、优质医疗资源相对不足、民生需求迫切，已成为人工智能走出实验室、落地商业化的最前沿阵地之一。随着数字经济的快速发展，人工智能开始向传统的医疗领域进军，人工智能技术相继在肺癌、乳腺癌、心血管病、骨科等领域开始应用试验；此外在慢性病管理、病历分析、智能化器械、虚拟助手、药物研发等领域也有应用探索。2016~2017年，随着中央政策不断出炉，国家对于医疗领域人工智能的发展提出明确要求，包括对技术研发的支持政策，就健康信息化、医疗大数据、智能健康管理等相关技术和产品提出具体应用规划，指出了医疗、健康及养老等方面的人工智能应用方向。2016年开始，各省区市根据各自实际情况，陆续出台了地方性政策和措施。相信未来在国家政策的引领下，全国各省区市在医疗健康人工智能领域的发展将进入崭新的阶段。

三、各国医疗健康人工智能政策对比

总的来说，美国、欧盟、英国、法国、日本、中国等主要国家和地区均发布了人工智能专项战略或规划，但对于人工智能的政策着力点不尽相同（表2-5、表2-6）。

美国人工智能政策的着力点在互联网、计算机软硬件、金融业、军事和能源领域。同时，政策规划方面，可操作性强，并且突出了人工智能标准设置的重要性。

欧盟及英国着重关注的是人工智能带来的伦理和道德风险，在政策制定上关注如何应对人工智能给人类造成的潜在安全、隐私、诚信、尊严等伦理方面的威胁。

法国重点结合医疗、汽车、能源、金融、航天等较有优势的行业来研发人工智能技术，强调建立人工智能研发和应用的龙头企业。

　　日本的相关政策着眼于在国家层面建立相对完整的人工智能研发促进机制，希望借力人工智能来推动其超智能社会建设，以应对老龄化挑战。

　　中国的人工智能政策在初期偏向互联网领域，相关产业侧重于应用层，目前主要从国家层面进行战略布局。

表2-5　　　　　　部分国家和地区人工智能/医疗健康人工智能政策相同点

相同点	具体内容
紧跟时代潮流，看重人工智能在医疗领域的发展	在2016～2017年集中制定有关人工智能的国家级战略规划，其中均提到医疗领域，且将其作为人工智能重要发展领域之一 2018～2019年，各国不断对之前的政策进行深化和拓展，在医疗领域，或提出具体应用方向的详细规划，或补充修改之前的政策，或提出医疗健康人工智能发展的保障性政策
重视政府的政策引导作用	美国：政府高度重视，政策"轻干预、重投资" 英国：提倡建立充分的法律机制 法国：重视人工智能技术研发，尤其是创新项目 日本：人工智能技术被视为推动国家经济发展的关键 中国：明确人工智能"三步走"发展战略
重视人工智能伦理问题的研究	美国：提到人工智能的使用要具有可控性 英国：多次提到医疗健康人工智能技术发展可能带来的伦理、道德、法律及社会问题，并提出了应对措施和政策建议 日本：提出要建立新兴技术的安全保障机制 中国：宣布成立第一代人工智能治理专业委员会，负责领域内伦理与法律问题的研究
开始意识并重视数据保护和利用	美国：2019年《美国人工智能倡议》提出将向医疗领域开放一些政府数据库 欧盟：被称为有史以来最为严格的数据保护法规GDPR于2019年在欧盟正式生效；计划建设自上而下的数据交换与共享机制 英国：意识到现阶段的数据监管措施不利于人工智能发展，正在努力探索数据信任、数据开放和共享的监管框架 法国：2018年《法国人工智能战略》提出将在国家健康数据研究所基础上成立真正的卫生健康数据中心 日本：开始整合并建立一元化系统数据库 中国：出台《关于促进和规范健康医疗大数据应用发展的指导意见》，提出数据互联融合、开放共享

　　资料来源：作者绘制。

表2-6 部分国家和地区人工智能/医疗健康人工智能政策发力的主要不同点

国家/地区	国情需求	医疗健康人工智能主要发力方向	医疗健康人工智能应用方向
美国	美国医疗系统总体上"重治疗,轻预防",医疗卫生费用支出处于全球领先,而平均期望寿命低于经济发展与合作组织成员国家,且近年来多次出现下降	美国人工智能政策规划全面而具体,可执行程度高	可穿戴设备、记忆辅助系统、医疗诊断
欧盟	——	非常看重医疗健康人工智能相关法律、伦理准则的制定,以成为人工智能伦理领域领导者为目标	微型机器人、临床机器人、康复机器人、辅助机器人、精准医疗
英国	医疗服务供不应求,医疗费用不断上升,医务人员积极性不高,病人排队住院时间太长,医疗资源向私立医院转移,投入了很高的经费但是没有达到预期的结果,居民对医疗保障的不满加剧	积极参与国际人工智能相关规则的制定,推动形成人工智能研发和使用的全球准则	病情诊断支持、影像诊断支持、疾病早期诊断
法国	法国公立医院医生岗位人手空缺严重;医疗资源分配不均;医患关系紧张;医院预算缩减;设备老化等	以资引技,吸引科技巨头和医疗巨头入场打开医疗健康人工智能市场新局面	可穿戴设备、影像技术、疾病预测、健康管理
日本	少子化、高龄化、人口减少;是世界上老龄化最迅速的国家,2030 年,超过40%的日本人口将是老年人,社会保障开支较大,劳动力不断减少。此外,日本地震频发,受自然灾害影响的救助工作量较大	医疗健康人工智能发展目前处于在图像诊断等领域以实用化为目标进行开发的阶段	临床机器人、医疗辅助系统、医疗健康数据监管
中国	老龄化加剧,到 2020 年 60 岁及以上老龄人口将达到 2.55 亿人,占总人口的约 17.8%。慢性非传染性疾病成为主要疾病负担;缺乏优质的卫生从业人员,缺乏自主可控的高端医疗装备	2019年之前,国家政策关注人工智能应用领域和医疗健康人工智能发展整体布局,2019年后,关注与医疗健康人工智能相匹配的技术标准、管理规范、医保支付等具体支持性内容	可穿戴设备、医用机器人、智能影像识别、智能诊疗、智能康复

资料来源:作者绘制。

通过总结以上国家和地区战略规划中的领先布局并分析我国与之差距显示：第一，在医疗健康领域的体系框架上，与领先的体系性战略布局相比，我国在医疗健康领域人工智能的发展路径尚不够清晰，公共投入与企业投入以及应用的产研重点不明确，并且战略的联动性不足，在推动人工智能与实体经济融合过程中，更多停留于推动人工智能在各个领域的具体应用，而尚未明确指出其与供给侧结构性改革这一经济体系改革的核心战略关系，人工智能对于推动医疗健康供给侧变革的重要战略价值还未凸显[①]。

第二，在基础设施建设上，美国的医药健康人工智能战略与数据科学发展形成有效联动，使其完善的医疗健康数据基础设施优势延续到了人工智能战略布局中；英国在基础设施建设上的财政投入明确；相对而言，我国虽然也强调了数据基础设施建设，但现有的人口健康信息平台建设分散，未与医学科学发展、人工智能应用等形成有效的衔接和联动。

第三，在人才梯队建设上，我国尚未对医药与人工智能领域复合人才结构失衡的问题予以重视。

第四，美国完善的制度管理体系和监管科学研究，能够较快地对医药健康人工智能应用做出调整和适应，进而对产业有序发展形成有效支撑；我国虽然拥有自上而下的迅速调整能力，但在监管科学建设上还存在一定的不足。

第五，虽然我国同样重视在人工智能发展过程中的重点伦理与安全问题，但相应的标准规范和法律法规基础与英、美相比差距明显，在这方面的标准制定缺乏相当的国际话语权（表2-7）。

---

① 贾开、郭雨晖、雷鸿竹等：《人工智能公共政策的国际比较研究：历史、特征与启示》，《电子政务》，2018年第9期。

表2-7   我国医疗健康人工智能政策发展差距分析

发展维度	领先国家	领先布局	中国发展差距
体系框架	日本、美国	整体医药人工智能体系化发展框架与路径	缺乏医药人工智能总体规划统筹引导
技术发展	美国、中国	重视基础研究投入，建立开放创新平台	—
基础设施	美国、英国	人工智能医疗健康数据集；大型算力基础设施	缺乏医药健康领域数据基础建设与人工智能数据基础设施建设的衔接，算力投入关注不足
人才保障	美国	人工智能人才梯度建设；首席科学家团队建设	未重视医药与人工智能领域复合人才的结构失衡
审批监管	美国	监管科学研究	无适用人工智能的审批监管机制
隐私安全	英国	标准规范；法律法规	医疗健康数据资产缺乏立法保障，伦理安全制度基础薄弱

资料来源：作者绘制。

四、国内医疗健康人工智能产业发展现状

医疗健康人工智能产业分为医学影像、医疗辅助、疾病预测、健康管理、医院管理、药物研发、医学研究、医疗大数据八大应用场景。据亿欧智库统计，截至2019年7月，在中国市场活跃的医疗健康人工智能企业共有126家，其中对医学影像业务布局的企业数量最多，共57家，对医疗辅助业务布局的企业有35家，对疾病预测业务布局的企业有41家，对医学研究业务布局的企业有18家[①]（图2-2）。

---

① 亿欧智库：《2019中国医疗人工智能市场研究报告》。

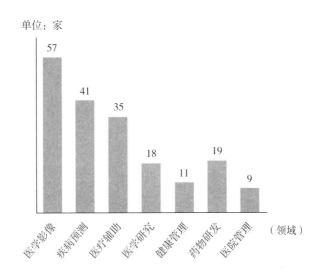

图 2-2　2019 年国内医疗健康人工智能应用场景企业分布

数据来源：亿欧智库。

（一）医疗健康人工智能产业融资情况

资本是产业的重要推手之一，近年来资本市场的敏锐目光也落在了医疗人工智能领域。据前瞻研究院数据统计，2013年至2018年（截至2018年第三季度），中国医疗健康人工智能行业有融资项目共约301项。其中有39家企业披露完成融资，18家企业披露融资金额，合计约26.2亿元。从应用场景来看，投资的热点聚焦在医学影像、疾病预测和医疗辅助领域[①]。

据动脉网数据统计，截至2019年11月，中国拥有融资记录的医疗健康人工智能项目约45个（表2-8）。62%的项目处于天使轮和A轮阶段，15%的项目处于B轮阶段，7%的项目处于C轮阶段，16%的项目处于D轮及以上阶段（图2-3）。从应用场景来看，项目集中分布于医学影像、医疗大数据和医疗辅助应用场景，其他

---

① 前瞻研究院：《中国医疗人工智能行业市场前景预测与投资战略规划分析报告》。

场景项目较少。可以看出近期人工智能医学影像仍然为最热门领域（图2-4）。从融资用途看，企业所融资金主要用于产品研发，不断丰富企业的产品线、提高旗下产品壁垒，比如数坤科技在获得2亿元人民币融资后，将业务延伸到肿瘤和神经系统等多病种领域，覆盖心、脑、肺、乳腺、前列腺等重要疾病和临床场景。部分企业将资金用于拓展其他大健康产业，例如太美医疗在完成15亿元人民币E+轮融资后，将业务员拓展至医药新营销市场，同时部分资金将被用于产品的市场推广。

表2-8 　　　　　　　　　2019年医疗健康人工智能项目融资一览表

企业名称	融资时间	融资轮次	融资金额（元）	应用场景
人工智能rdoc	2019-01-10	B+轮	未披露	医学影像
思派网络	2019-01-10	D轮	4亿	医疗大数据
万物语联	2019-01-11	股权转让	未披露	医学影像
神州德信	2019-01-14	A轮	未披露	医学影像
衡道医学	2019-01-15	A+轮	未披露	医学影像
睿心智能	2019-01-15	A轮	数千万	医学影像
立达融医	2019-01-18	PreA轮	数千万	医疗大数据
前海高新	2019-01-25	天使轮	数百万	医疗大数据
精锋医疗	2019-01-30	A轮	数千万	医疗辅助
健康有益	2019-01-31	A轮	1亿	健康管理
未知君	2019-02-01	A+轮	1000万	药物研发
大经中医	2019-02-02	A轮	未披露	医疗辅助
数坤科技	2019-02-18	B轮	2亿	医学影像
强联智创	2019-02-28	A轮	未披露	医疗辅助
锋算公司	2019-03-19	PreA轮	1000万	医疗大数据
致远慧图	2019-03-27	A轮	数千万	医学影像
博脑医疗	2019-04-04	A轮	数千万	医疗辅助
杏脉科技	2019-04-22	天使轮	未披露	医学影像
深睿医疗	2019-06-10	C轮	数亿	医学影像

续表

企业名称	融资时间	融资轮次	融资金额（元）	应用场景
知识视觉	2019-06-13	A轮	千万级	医学影像
安吉康尔	2019-06-14	A轮	3000万	疾病预测
泰立瑞	2019-06-18	天使轮	500万	医学影像
睿心智能	2019-07-03	B轮	未披露	医学影像
森亿智能	2019-07-03	C轮	2.5亿	医疗大数据
柏视医疗	2019-07-05	B轮	未披露	医学影像
脑医生	2019-07-05	A轮	3000万	医疗大数据
傅利叶智能	2019-07-11	B轮	数千万	医疗辅助
科大讯飞	2019-07-16	定向增发	29.3亿	医疗辅助
健海科技	2019-07-25	A+轮	1亿	健康管理
诺道医学	2019-07-29	A轮	未披露	健康管理
至真	2019-08-07	A轮	数千万	医学影像
惠每科技	2019-08-29	C轮	3000万	医疗辅助
阅影科技	2019-09-04	A轮	数千万	医学影像
长木谷医疗	2019-09-24	PreA轮	数千万	医学影像
太美医疗科技	2019-10-01	E轮和E+轮	15亿	药物研发
立达融医	2019-10-10	A轮	数千万	医疗大数据
万物语联	2019-10-15	股权转让	未披露	医疗辅助
昆仑医云	2019-10-28	A轮	未披露	医学影像
连心医疗	2019-10-30	A+轮	4000万	医学影像
知识视觉	2019-10-30	A+轮	千万级	医学影像
未知君	2019-11-04	B轮	1亿	药物研发
奥比斯科技	2019-11-18	股权转让	未披露	医学影像
思派网络	2019-11-20	D+轮	10亿	医疗大数据
志诺维思	2019-11-22	B轮	6000万	医疗大数据
透彻影像	2019-11-25	PreA轮	数千万	医学影像

资料来源：清科数据库。

注：融资数据的统计口径为：将天使轮至A轮之间的轮次合并为天使轮，所有带A的轮次合并为A轮，所有带B的轮次合并为B轮，所有带C的轮次合并为C轮，D轮及以上的轮次合并为D轮及以上。

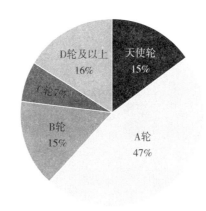

图 2-3　2019 年我国医疗健康人工智能项目融资轮次分布

资料来源：动脉网。

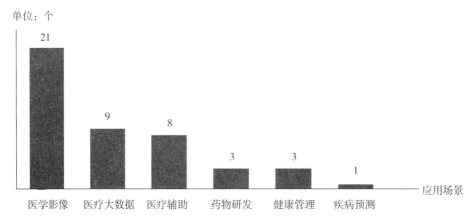

图 2-4　2019 年我国医疗健康人工智能融资项目应用场景分布

资料来源：前瞻产业研究院。

（二）医疗健康人工智能产业盈利模式

在经历数年的发展后，目前整个医疗人工智能行业的商业化才刚刚开始。总体而言，医疗健康人工智能行业的商业模式或者是盈利模式还在探索阶段。现在业内绝大多数医疗健康人工智能公司尚未实现盈利，因为目前医疗健康人工智能产品大多是不收费的，即便收费也是向 B 端的医疗机构收费（如通过在医院投放产品进行试用），并非向 C 端的患者用户收费[①]。

目前在中国从事医疗健康人工智能相关业务的公司大致可以分为三类：创业公司、互联网平台、传统医疗相关企业。实际上，由于三者所具备的优势和劣势不同，其商业模式也不尽相同。从盈利模式来看，医疗健康人工智能的商业模式多种多样，创业公司以保险、药企、医疗机构为主要收费对象，提供医院管理、辅助诊疗等服务，与保险公司合作提供附加服务，与体检机构提供健康管理、用户管理等服务，但目前暂无成熟商业模式，主要以融资为主；互联网平台以技术见长，资金实力雄厚，不急于变现，医疗人工智能产品为产业链布局服务；而传统医疗相关企业则熟悉医疗行业，不急于变现，医疗人工智能产品可作为器械产品附加值产生效益。

一直以来"人工智能+医学影像"是行业内公认的最容易切入且最有可能率先实现商业化的细分领域。但对于很多公司来说，如何实现商业化仍然是一个巨大的难题。现有的商业模式主要围绕支付方展开，为其提供人工智能服务，如与政府、医院等合作进行传统的信息化部署，与药厂合作帮助其做患者管理，与保险公司合作等。

（三）医疗健康人工智能产业成熟度

2016年，医疗健康人工智能进入了概念"炒作"期。2018年，人们逐渐回归理性，医疗健康人工智能进入稳步发展轨道。

需要先对"落地""商业化"两个概念进行界定，参考亿欧智库的定义：落地是指产品或者服务走出实验室进入目标市场。其主要判断依据为应用对象的转换，

---

① AI前线：《2019年，医疗健康人工智能的热潮将会退去》。

即应用场景从实验室转换为真实世界；商业化是指企业能够对产品或服务进行规划推广，达到可持续执行的、稳定的、量产的商业模式。一款成熟的医疗健康人工智能产品或服务从走出实验室到实现商业化，这一过程可谓"过五关斩六将"，往往需要经历多个环节，获取数据、技术验证、注册审批、市场准入、商业模式验证。目前少数企业进入技术验证及注册审批阶段，大多数企业仍在获取数据及技术验证阶段。

在数据获取阶段，首先，因为医疗行业的监管制度和数据的敏感性，企业获取数据资源的路径相对来说比较困难，合法、合规地全面获取数据是目前医疗健康人工智能企业面临的第一大挑战。其次，整合各种标准的数据及挖掘数据价值的能力和技术也是必须考量的重要因素。企业只有在解读数据后，才能把数据的分析应用和场景结合起来（如找到药物靶点，或者是服务于临床需求）。

获取数据之后，企业针对性地研发出相关产品或服务，下一步是进入技术验证和注册审批的环节。从《医疗器械分类目录》来看，诊断功能软件风险程度将其采用算法的风险程度、成熟程度、公开程度等作为判断依据。若诊断软件通过其算法提供诊断建议，仅具有辅助诊断功能，不直接给出诊断结论，按第二类医疗器械进行管理。若诊断软件通过其算法对病变部位进行自动识别，并提供明确的诊断提示，则其风险级别相对较高，按第三类医疗器械进行管理。

因此，对于市场上大部分医疗人工智能产品，如医学影像和医疗辅助应用场景，需要获得三类医疗器械注册证后才能上市并进行商业化量产；而对于药物研发、健康管理等其他应用场景的医疗健康人工智能产品来说，有的只需要二类证即可进入市场。由于三类证的注册审批流程时间较长，此过程涉及的技术验证环节对医疗健康人工智能产品的性能要求非常高。因此，注册审批环节是医疗健康人工智能产品商业化路径中的第二大挑战。

产品或服务持证上岗了，下一步即是市场准入环节。这里指的市场准入包含产品定价、进医保目录。目前相关物价部门并未对医疗健康人工智能产品设立收费标准，也就是说在B端的用户无法对该项目的使用进行收费。现如今市场上的各种收费模式都是在探索和思考的过程中，未来社保、商业保险公司、B端的用户、C端的消费者都有可能成为支付方。值得一提的是，一个没有建立良好商业模式的人工智能产品或服务是没办法长期发展下去的，更不能为医疗机构提供可靠的服务，进而为患者带来价值。所以目前众多医疗健康人工智能企业都尚处在商业模式验证阶段的前期，一切技术和商业探索都是在路上。

（四）小结

综上所述，基于我国医疗健康人工智能产业发展的现实情况，从市场端来看，在八大应用场景中，根据目前企业分布数量进行场景的梯队分类：医学影像、医疗辅助、疾病预测、医疗大数据为第一梯队；医学研究、药物研发为第二梯队；健康管理、医院管理为第三梯队。根据历年融资热度进行场景的梯队分类：医学影像、医疗辅助、疾病预测、医疗大数据为第一梯队；健康管理、药物研发为第二梯队；医学研究、医院管理为第三梯队（表2-9）。

表2-9   八大场景梯队划分之一

应用场景	场景梯队——按企业数量	场景梯队——按融资热度
医学影像	1	1
医疗辅助	1	1
疾病预测	1	1
医疗大数据	1	1
药物研发	2	2
医学研究	2	3
健康管理	3	2
医院管理	3	3

资料来源：依据上述报告中医疗健康人工智能企业分布数据和融资项目数据进行排序。

　　从以上结果看出，按企业数量和融资热度进行梯队划分，两者的分类结果高度一致。不难理解，市场的活力主要来源于中小创企业，而资本的注入是盘活企业的血液。在医疗健康人工智能企业中，最具发展潜力的也是这些创业公司。在八大应用场景中，医学影像、医疗辅助、疾病预测和医疗大数据是目前发展相对领先的细分领域，其中医学影像更加被寄予厚望。

　　从政策端来看，根据第一部分对不同层级政策文件的梳理，提出的重点发展领域有：智能影像识别、智能诊疗、医疗信息化、健康管理、药物研发、精准医学、智慧医院建设、可穿戴设备、智能康复、加强流行病智能监测和防控、医用机器人等。上述八大应用场景也都是国家相关政策所强调的重点领域，符合政策预期。在八大应用场景中，根据各部委出台政策所提及的场景次数进行梯队分类：医学影像、医疗辅助、医疗大数据为第一梯队；健康管理、疾病预测为第二梯队；医学研究、药物研发、医院管理为第三梯队（表2-10）。

表2-10　　　　　　　　　　　　　　八大场景梯队划分之二

应用场景	场景梯队——按政策数量	场景梯队——按文献数量
医学影像	1	1
医疗辅助	1	1
医疗大数据	1	2
健康管理	2	2
疾病预测	2	3
药物研发	3	2
医学研究	3	3
医院管理	3	3

资料来源：依据上述报告中国家机构分布政策和知网文献数据进行排序。

从历年发表的文献来看，在知网中通过"人工智能""医学影像""医疗辅助""疾病预测""健康管理""医院管理""药物研发""医学研究""医疗大数据"等关键字进行检索，文献共116篇。在八大应用场景中按发表的文献数量进行梯队分类：医学影像、医疗辅助为第一梯队；健康管理、医疗大数据、药物研发为第二梯队；疾病预测、医学研究、医院管理为第三梯队。

因此，通过比较企业分布数量、融资项目、出台政策及文献分析，本文认为我国医疗健康人工智能发展的重点领域应包含以下几个场景：医学影像、医疗辅助、疾病预测、健康管理、医院管理、药物研发、医学研究、医疗大数据及流行病监测防控。目前各大重点领域的发展阶段可分为：医学影像、医疗辅助、医疗大数据、流行病监测为第一梯队；健康管理、疾病预测、药物研发为第二梯队；医学研究、医院管理为第三梯队。重点领域的不同发展阶段提示我们，在后续的政策支持、资源投入等方面应差异化对待。

五、医疗健康人工智能产业发展政策建议

（一）抢抓机遇，加快布局

把人工智能放到未来经济建设的核心位置。对我国而言，人工智能是未来技术制高点和经济增长点，是把握未来发展先机并提升国际竞争力的重要途径。全国各省区市应积极响应《促进新一代人工智能产业发展三年行动计划（2018～2020年）》等系列国家层面人工智能产业规划。其中，人工智能产业发展较好的东南地区和东北地区应紧紧围绕各省区市规划中提到的人工智能产业目标，积极执行并落实各省区市人工智能规划。其他暂未进行人工智能产业规划的省区市，应加快产业布局，学习借鉴其他地区发展人工智能的相关经验，顺应科技发展趋势。各省区市

协调发展，把握好人工智能的历史机遇，提升中国科技创新能力[1]。

把医疗健康人工智能放到医疗发展与医院建设的关键位置上来。"健康中国2030"对我国医药健康领域发展提出了更高的要求，我国要在2030年基本实现健康公平，主要健康指标进入高收入国家行列。人民健康是民族昌盛和国家富强的重要标志，在人口老龄化、环境变化、生活行为方式转变的趋势下，我国各年龄段医疗健康需求急剧增加，患病人群年轻化与精神疾病高发威胁着中国劳动人口健康，慢性非传染性疾病成为居民主要死因和疾病负担。而我国现有医疗健康服务供给体系结构失衡，总量不足，增速有限，关键药物、医疗器械研发创新短板明显，亟须理念创新、技术创新、系统创新。建议应设立医疗健康人工智能应用发展专项计划，明确发展路径，吸收各国先进经验，推动人工智能在医疗健康领域的应用发展，并重视与已有产业战略规划、整体经济科技战略的协调。

（二）以解决人民需求和加大发展优势为出发点

针对中国卫生领域的国情背景，建议应以健康促进、人口老龄化应对为核心，围绕医疗健康领域难题，重点推进人工智能在医学影像与辅助、创新药物研发、精准健康管理、合理医保控费等领域的应用。同时，医疗装备是现代医学不可缺少的重要工具，而中国医疗装备长期依赖进口，人工智能技术给医疗装备制造带来了产业变革的历史机遇，把握住医疗装备智能化升级的关键时期，我国有可能实现高速发展，因此建议加大以医疗器械等国产高端装备替代升级为主线的智能化产业发展的扶植力度[2]。

---

[1] 郑南宁：《人工智能面临的挑战》，《自动化学报》，2016年第42期。

[2] 李莹莹、张建楠、顾宴菊、朱烨琳、何前锋、李兰娟：《医药健康领域的国家人工智能战略发展规划比较研究》，《中国工程科学》，2019年第21期。

（三）健全法律法规和伦理规范

随着人工智能技术的成熟和在医疗领域的大范围应用，新兴技术在创造历史性巨变的同时也面临着法律和伦理的挑战[①]。法律法规要保护技术创新，技术创新发展也要遵守法律的价值底线。为保障"人工智能+医疗健康"有序快速发展，国家应加强与之相关的法律、伦理和社会问题研究，建立并完善相关法律法规和伦理道德框架。此外，还需开展与"人工智能+医疗应用"相关的民事与刑事责任确认、隐私和产权保护、信息安全利用等法律问题研究，建立追溯和问责制度，明确"人工智能+医疗健康"法律主体以及相关权利、义务和责任等[②]。开展"人工智能+医疗健康"行为科学和伦理等问题研究，建立伦理道德多层次判断结构及人机协作的伦理框架；积极参与全球治理，加强机器人异化和安全监管等"人工智能+医疗健康"重大国际共性问题研究，深化在"人工智能+医疗健康"法律法规、国际规则等方面的国际合作，共同应对全球性挑战。

同时，加强个人信息保护，保护网络和隐私数据安全是发展人工智能的前提，也成为各国关注的热点话题之一。欧盟于2016年最先提出《GDPR通用数据保护条例》，并于2018年5月生效。条例要求数据处理者对个人信息进行加密处理，不仅包括姓名、身份证号、住址、电话号码，甚至包含与个人的生理、心理、基因、文化等特征相关的信息。获取个人数据之前，需获得个人或监护人的知情同意。对所有数据的访问，都有一套严格的访问控制程序。一旦有违规操作，将面临严格的处罚机制。这为数据保护制定了新的全球标准。我国目前还未出台专门的隐私权保护

---

① 李莹莹、张建楠、顾宴菊、朱烨琳、何前锋、李兰娟：《医药健康领域的国家人工智能战略发展规划比较研究》，《中国工程科学》，2019年第21期。

② 徐维维、彭沪、杨佳芳：《人工智能在医疗健康领域的应用与发展前景分析》，《中国医疗管理科学》，2019年第9期。

法，仅是在其他法律条文中一笔带过，如《中华人民共和国侵权责任法》将隐私权的保护归结为对人格权的保护，"泄露患者隐私或者未经患者同意公开其病历资料，造成患者损害的，应当承担侵权责任"。2016 年新颁布的《网络安全法》虽然在个人信息保护方面提出了具体要求，但并未对隐私权保护提出具体要求。在人工智能高速发展时代，我国政府应借鉴国际已有条款，尽快就人工智能技术加强政府相关部门的监管力度，完善有关政策立法，保护个人数据隐私安全①。

（四）完善医疗健康人工智能领域相关治理机制

1. 建立更高级别的专门协调机制

目前美国在白宫设置了专门的人工智能特别委员会，该委员会由各政府部门人工智能领域的领先研究者组成，负责协调15个联邦机构推动人工智能技术的研发。而中国尚未将人工智能放在国家科技领导小组内，没有形成全链条的政策和产业促进环境，对于人工智能企业大规模发展存在一些挑战。建议成立独立人工智能委员会，协调各个职能部门促进人工智能的落地和产业化。

2. 建议成立专门医疗人工智能产品支付工作组

美国成立了医疗器械和辐射健康中心（CDRH），专门审理影像相关的医疗设备的中心。CDRH成立的项目付款沟通工作组（Payor Communication Task Force），旨在连接医疗器械生产商和潜在支付者之间的沟通，从而缩短FDA "Clearance" 或者 "Approval" 监管程序和保险覆盖之间的时间。而中国还未将医疗人工智能纳入医院收费项及医保报销服务项，也还未有相应机制推动相应政策的落实，而美国目

---

① 谭璐、刘小红：《"人—机"医疗模式下的伦理学问题及应对策略》，《中国医学伦理学》，2019年第32期。

前有不少人工智能产品，已经被纳入美国医疗服务项目和医保报销目录当中。这些政策限制因素，致使中国医疗人工智能技术无法快速商业化和普及化，企业生存压力巨大。

3. 建立健全政府和企业之间的常规沟通机制

人工智能企业发展较快，同时国家也出台了很多与人工智能相关的政策，但很多企业对政府的行业发展引导政策理解不够深入，对医疗健康人工智能应用的思考和诉求也无法快速向政府反映，政府也无法快速得到市场信息，加快政策的迭代。建议建立较为灵活的政企日常沟通和咨询机制，以加快双向沟通。

（五）优化更有利于人工智能行业的营商和市场环境

1. 设立多元资金保障体系

设立多元资金保障体系——企业为主，政府保障，社会支持，院所推动，高校助力。首先，政府部门要给予相应的财政拨款作为研发的基础基金，起到基本保障作用；其次，企业应积极投资，这不仅能推动整个行业的技术进步，也为自身收益提供良好的机遇；再次，相关科研院所要紧跟时代步伐，投入资金建立专门的人工智能研究部门，高校也要投入资金改善专业设置和课程结构，积极适应并推动人工智能技术的发展，组织和个人也应积极投资人工智能研发事业；最后，政府要做出合理规划并制定相应的政策和法律法规，使企业、科研院所、高校、组织和个人都明确自己的责任、义务，共同推进人工智能的发展。

2. 加强医疗健康人工智能领域基础方面的政策资金扶持力度和融资支持

医疗健康人工智能企业发展依赖于基础理论的研究和拓展，需要高昂的成本投入、人才投资和时间积累。目前中国的人工智能人才状况并不特别理想。虽然中国的人工智能研究者和工程师数量很多，达到了18200人，居世界第二，可是，中国的顶级人工智能人才，即论文高产、高引用的研究者数量只排在全球第六位。当前中国在人才、研究等方面与美国相比处于落后位置，需要从政府层面加大对基础科研、学科建设、知识产权等领域的政策及资金支持，帮助鼓励中国企业和研究机构迎头赶上，提升产业发展基础理论水平。

根据对医疗健康人工智能企业融资情况跟踪（CB insights数据整理），美国截至2019年融资共有117起，总金额为13.86亿美元。同期中国共有26起，总金额为1.89亿美元。建议加强医疗健康人工智能领域人才、知识产权、科研攻关等基础方面的政策和资金扶持力度。考虑到医疗领域壁垒较高的特性，政府引导基金应该多向人工智能医疗企业倾斜，提升整体商业闭环的开发。

3. 积极鼓励医疗机构大胆采购创新技术

现阶段国内已经有不少医疗机构使用了人工智能技术，而且在特定场景当中已经属于高频使用（比如日常肺癌筛查与诊断）。但是医院采购流程往往非常漫长，涉及环节众多，而且不少决策者对于新技术产品害怕犯错误，不愿不敢采购，造成只使用不付费的局面。若能明确态度鼓励公立医疗机构大胆采购已经获得国家认证的医疗健康人工智能产品，将非常有助于行业的长期健康发展。

4. 支持企业做探索，加大对不同应用场景的应用

在中国，目前医疗健康人工智能在医学影像智能识别、辅助诊疗、癌症诊断、个人健康大数据的智能分析等方面有较为成熟的应用，另外一些应用场景值得探索。

人工智能+养老：在全球人口老龄化危机的背景下，人工智能+养老以及利用人工智能技术弥补老龄化社会劳动力短缺的损失，也能缓解医疗需求高与医疗资源不足间的供需矛盾。

人工智能+移动医疗：主要包括两方面，一方面是个人移动医疗和健康管理的发

展，另一方面是医疗机构通过移动服务车的方式，将医疗服务带给偏远和不发达地区。

人工智能+疾病筛查：人工智能的优势在于提高医疗资源的分布，并在疾病筛查方面能够快速覆盖并提高治愈率。

人工智能+医疗流程改进：目前FDA通过了大量关于分诊和流程改进的应用，中国在这方面的应用还较少。

人工智能+医保控费：人工智能可以在骗保侦查方面发挥更大的作用。

人工智能+公共卫生防控：人工智能在公共卫生防控领域的应用前景广泛，可以应用于：传染病病原体的人工智能识别应用；基于主要传染病疫区和传染病的季节性流行数据建立传染病人工智能预警机制；人工智能协助传染病暴发后的医疗物资的优化调配等。在2020年新冠肺炎疫情中，工信部发布了《充分发挥人工智能赋能效用 协力抗击新型冠状病毒感染的肺炎疫情 倡议书》，号召尽快利用人工智能技术补齐疫情管控技术短板，充分挖掘新型冠状病毒感染肺炎诊疗以及疫情防控的应用场景。

5.建议在医院整体信息化和智能化建设规划中增加新型技术的配比

医院信息化建设中要考虑到未来5年的发展趋势，建议加强支持人工智能技术、医用机器人、生物三维打印技术和可穿戴设备等的研发，推动医学装备的数字化、智能化、微型化。

（六）加速建立并健全人工智能人才培育计划

1.加强基础教育

英国规定5至16岁的孩子要学习编程，日本强调中小学教育对人工智能的普及作用。我国在培养人工智能新型人才时应关注中小学阶段的基础性作用，系统研究中小学阶段人工智能教育的理论基础、课程架构、教学形式、考核方式等，从基础教育开始，提高全民的人工智能素养。

2. 改革高等教育及职业教育

美国高等院校与企业密切配合，成立了人工智能科研基地；德国注重在职业教育中充分发挥"双元制"的作用，而我国各类高校与企业之间的联系仍比较少，双方积极性和参与度不高，合作流于形式。因此需要政府引导，开展校企深度合作，建立"责权利"相匹配的实践共同体，充分发挥高校的基础理论和教学条件优势，发挥企业的实践条件和链接市场优势，联合培养人工智能优质人才。

3. 科研院所在科学研究的同时需进行尖端人才的培养

法国国家信息和自动化研究所（INRIA）整合各方研究资源，建立了4～5个跨学科研究中心以开展人工智能的跨学科研究[①]。我国的科研机构亦要发挥重要主体作用，建立跨学科的研究平台，高效利用优质科研师资，在培养新员工的同时，可以联合高校招收基础扎实的学生，从而产出人工智能尖端人才和复合人才。创新人才培养模式，应重视培养贯通"人工智能+医疗健康"理论、方法、技术、产品与应用的纵向复合型人才，以及掌握"人工智能+医疗健康"法律、管理、标准等的横向复合型人才，形成多层次人才培养体系。加强人才储备和梯队建设，鼓励引进高端人才和高水平创新团队。完善学科布局，重视人工智能与医学的交叉融合，推动相关一级学科建设。

法国为公众普及人工智能知识，并培养更多后备力量。为顺应人工智能的快速发展，我国应进一步完善终身学习机制，使工作者有继续学习和掌握人工智能相关知识的机会，逐步实现人工智能大众化，让大众身边有便利的学习基地，让绝大多数人顺利度过人工智能引起的职业变迁危险期。

---

① 许浙景：《法国采取多项举措加快人工智能发展》，《世界教育信息》，2018年第18期。

（七）给予八大发展产业差异化政策支持

对政策支持力度较强、企业发展及研究已初具规模的第一梯队，如何实现医疗健康人工智能产品大规模商业化落地是产业发展面临的突出问题。对于第一梯队产业，国家在完善产品上市注册和监管体系的基础上，形成多个产业产品审批小组，既保证产品审批质量把控要求，又提高审批效率。同时，鼓励医疗机构大胆采购已获得国家认证的医疗健康人工智能产品，提高医院接受程度。在服务收费方面，可以第一梯队人工智能产品为对象，优先研究与探索医疗健康人工智能产品服务价格制定与医保收费等可行性。

对政策支持力度一般、融资与发展步速尚可的第二梯队，国家应加大政策支持力度，增强企业投入资本进行研发的信心。决策部门结合科研机构与医疗机构，进一步探索第二梯队产业精细化发展的方向与可行性。面对高风险、高投入、周期长的应用领域，如药物研发，企业可尝试进行小样本学习，在缺乏大样本疾病数据的情况下进行新药研发，节约成本；同时，开发新技术，反复训练优化算法，提高研究效率，进而缩短产品开发周期。

对目前政策较少提及或无具体发展规划的第三梯队，人工智能与其的结合并不是以技术提高技术，而是以技术提高技术管理，如何挖掘领域发展问题与人工智能的结合点、获取医学数据是首要问题。例如人工智能与医院管理，更多是人工智能以大数据为导向，让需要机器来做判别的问题最终转化为数据甄别问题，帮助医院正确使用安全的大数据平台，真正实现医院管理信息化顺利过渡到智慧管理信息化阶段。以病案质控管理为例，面对人工质控标准不统一、难以覆盖全部病历的问题，采用人工智能技术，贯穿电子病历的书写及病案质控全流程，融合人工智能质控和人工质控，涵盖形式质控和内涵质控，从环节质控到终末质控，可以全方位提升医院病案数据质量；同时，也可利用数据平台，将质控关口前移，在医生书写病例过程中实现形式质控和内涵质控。

专题报告三
医疗健康领域人工智能的准入与监管研究①

目前，人工智能的发展已经成为国际竞争的新焦点，其在医疗健康领域的应用相当广泛，深刻影响了人们的生活。但当前，人工智能的发展存在诸多制度掣肘，准入标准不明确，监管体系尚不完备，相关政策有所欠缺。本文希望通过搜集和研究美国、欧盟等国家和地区医疗健康领域人工智能相关的法律法规、政策文件，能为完善我国医疗健康领域人工智能的准入与监管制度提供借鉴。

一、我国医疗健康领域人工智能准入监管现状

2015～2018年，国务院多次印发指导意见推进医疗信息化的建设，在信息化推进的过程中，信息化平台的建设与信息化标准规范为人工智能数据规范管理奠定了坚实基础。2016年国务院办公厅印发的《关于促进和规范医疗健康大数据应用发展的指导意见》提出要研制推广数字化医疗健康智能设备，规范和完善电子健康档

---

① 本报告作者为中国医学科学院医学信息研究所曹艳林、张鸿文、张可。

案、电子病历、电子处方等为核心的基础数据库。2017年发布了一系列人工智能辅助诊断技术的规范性文件，对人工智能辅助诊断的过程加以规范，从而保障医疗质量与医疗安全。同年，国务院印发《新一代人工智能发展规划》提出要推广人工智能在医疗领域中的应用，建立快速精准的智能医疗体系。通过这些可以发现，很多文件都鼓励研发推广医疗健康智能设备，在鼓励创新的同时对于数据的规范有一定约束，但目前仅停留在部委的指导意见层面，处于软性监管阶段，并未上升到法律法规，这也是出于鼓励创新的考虑。总的来看，我国对于医疗人工智能的监管还在探索阶段，这也是由目前我国仍处在人工智能发展初级阶段的性质决定的，我们要在监管的同时鼓励人工智能的创新与发展。

医疗与交通、金融、法律一样，一直是人工智能应用的重要领域，人工智能的快速发展，将会对医疗服务产生一系列深远而重大的影响。《新一代人工智能发展规划》就智能医疗和智能健康提出了明确要求：要求推广应用人工智能治疗新模式和新手段，建立快速精准的智能医疗体系，探索智慧医院建设，开发人机协同的手术机器人、智能诊疗助手，研发柔性可穿戴、生物兼容的生理监测系统，研发人机协同临床智能诊疗方案，实现智能影像识别、病理分型和智能多学科会诊；加强群体智能健康管理，突破健康大数据分析、物联网等关键技术，研发健康管理可穿戴设备和家庭智能健康检测监测设备，推动健康管理实现从点状监测向连续监测、从短流程管理向长流程管理转变。

（一）我国医学人工智能审批与监管现状

1. 中国新型医疗器械审批现状

截至2019年11月8日，国家药品监督管理局医疗器械技术审评中心共审批通过的智能软件有三款：深圳硅基智能科技有限公司申请的基于人工智能的眼底图像糖尿病视网膜病变筛查软件、上海鹰瞳医疗科技有限公司申请的糖尿病视网膜病变分析软件和语坤（北京）网络科技有限公司申请的冠脉计算机辅助诊断软件。其中前两款都属于糖尿病视网膜病变分析软件，作用对象为眼底照片；最后一款为冠脉CT造影图像血管狭窄分析软件，主要用于诊断冠脉，作用对象为CT图像。2020年初，国家药品监督管理局经审查，批准了北京昆仑医云科技有限公司（科亚医疗）生产的创新产品"冠脉血流储备分数计算软件"的注册。这是首个以"深度学习"命名的三类器械审批证。

2. 中国新型医疗器械监管现状

在我国，对人工智能医疗器械分为三类进行管理。2017年9月，国家食品药品监督管理总局①发布《医疗器械分类目录》，该目录规定，仅有辅助诊断功能的软件需申报二类器械，如点内科技、图玛深维、推想科技、深睿医疗等人工智能医疗企业已经获得二类医疗器械许可证。如果软件能对病变部位进行自动识别并提供明确诊断提示则按三类医疗器械进行管理。2018年底，国家药品监督管理局初步拟定人工智能三类器械审批通过的重点。2019年2月和6月，国家药品监督管理局医疗器械技术审评中心发布《深度学习辅助决策医疗器械软件审评要点（征求意见稿）》和《深度学习辅助决策医疗器械软件的审评要点及相关说明》，明确三类器械的审批流程即将完善。2019年5月，北京一家企业关于糖尿病视网膜病变人工智能自动筛查的人工智能三类器械产品率先通过了中国食品药品检定研究院的测试，预计将在3～5年内拿到第一张三类医疗器械证书。

3. 中国大数据监管现状

2016年国务院办公厅发布了《关于促进和规范医疗健康大数据应用发展的指导意见》，规范大数据时代的数据使用，然而国内一直以来不够重视数据来源的监

---

① 现为国家市场监督管理总局。

管，诸多手机应用软件存在着过度索取用户信息的情况。目前，社会对此类现象的关注度不断提高，2019年11月6日，工业和信息化部发布了《关于开展APP侵害用户权益专项整治工作的通知》，主要针对群众反映强烈的应用软件违规收集个人信息、过度索权、频繁骚扰、侵害用户权益等问题采取措施。

整治工作依据《中华人民共和国网络安全法》《中华人民共和国电信条例》和《规范互联网信息服务市场秩序若干规定》《电信和互联网用户个人信息保护规定》《移动智能终端应用软件预置和分发管理暂行规定》等法律法规和规范性文件要求开展，内容主要包括整治违规收集和使用用户个人信息、不合理索取用户权限以及为用户账号注销设置障碍等。整治期间先让企业自查自纠，然后组织第三方检测机构对应用软件进行技术检测和检查，重点抽测与群众生活密切相关、下载使用量较大的应用软件产品和分发平台。最后将存在问题的应用软件统一通报，依法依规予以处理，具体措施包括责令整改、向社会公告、组织应用软件下架、停止应用软件接入服务，以及将受到行政处罚的违规主体纳入电信业务经营不良名单或失信名单等。

应用软件规范管理工作涉及主体多、链条长。在此次规范管理工作中，政府坚持了企业自律、社会监督和政府监管协同共治的原则，数据获取手段规范化管理，为后续规范行业管理奠定了基础。

（二）我国医疗健康领域人工智能准入监管的问题分析

人工智能在应用准入方面存在很多问题。首当其冲的是人工智能医疗机器的审批，审批的依据和标准应该符合医疗器械安全性、有效性的相关规定。就人工智能辅助诊断技术的规范管理而言，国家卫生计生委[①]办公厅明确了关于人工智能辅助诊断和治疗的管理规范及临床应用质量控制指标，在医疗机构、人员要求、技术管理以及培训管理等方面对如何规范使用人工智能技术做出了要求，甚至给出了具体

---

① 现为国家卫生健康委员会。

的质量控制指标的计算方法。在对人工智能技术准入做出限定的同时，也要关注到人工智能辅助诊断的服务准入问题。目前的人工智能医疗器械主要是创新类或软件类医疗器械，审批依据和标准的确定和相关的服务准入都需要进一步讨论与思考。

目前的人工智能医疗器械大多都参照传统医疗器械来管理，但二者本身存在很大区别，对于人工智能医疗器械审批是否需要经过临床试验，即是否需要经过三期临床试验验证仍然有待商榷。另外还有一系列相关问题有待解决，如软件类人工智能医疗器械的算法黑箱问题如何解决；训练和测试软件类人工智能医疗器械的数据集如何建立及保障其科学、稳定、有效；与传统医疗器械不同，软件类人工智能医疗器械更新迭代很快，审批要求的稳定性与其快速更新迭代特点如何兼容等。

注册评审耗时长也是目前医学人工智能发展亟待解决的问题。2020年1月，中国通过了第一个三类深度学习器械，该产品于2018年4月进入创新通道，2020年1月获批，总共经历22个月。另外，人工智能新技术的市场准入时间也很长，且缺少全体系规划。从临床试验、注册、上市和入院一直到售后的整个过程大概需要5年的时间。完成许可准入、技术准入、价格准入、医保准入等多个方面的准入，整个流程时间过长。基于庞大的经济和人口规模，中国在人工智能应用场景和数据使用的丰富性方面优于美国，但是在注册准入、临床技术准入、医保准入等方面相较于美国显得更加保守。美国食品和药物管理局（FDA）对于上市后监管、临床使用评估、产品迭代更新等方面有全面监管机制。2018年通过FDA审批上市的计算机辅助诊断软件数量约为21项；2019年FDA审批上市的计算机辅助诊断类型的器械超过50项，是2018年的两倍多，这一审批速度远超中国。

二、医疗健康领域人工智能准入监管的国际经验

近年来，人工智能在医疗领域的应用已经十分广泛，国内外已经或即将投入

使用的医疗人工智能产品涵盖了疾病风险预测、医学影像辅助诊断、临床辅助治疗、智能健康管理和医院智能管理等众多领域。但由于人工智能产品对医生的诊断和决策产生一定的导向作用，一旦出现失误就很有可能危及患者的生命健康，因此，必须完善对人工智能辅助诊断和治疗的监管机制，明确医疗人工智能产品进入临床应用的法律要求和技术标准。

医疗人工智能的监管要兼顾医疗行业和人工智能两者的特殊化，创新监管方式，进一步促进医疗行业的智能化和人工智能应用的多元化。目前，世界各主要国家几乎都将人工智能辅助诊断和治疗产品作为医疗器械加以监管，人工智能辅助诊断和治疗产品如需上市，必须根据医疗器械的等级分类标准获得监管部门相应的许可和认证。

（一）美国的医疗人工智能准入监管

1. 美国人工智能政策的历史沿革

（1）人工智能发展早期

19世纪60年代，美国有议员提出围绕"人工智能与就业"议题举行政策研讨会议，但却被时任总统约翰·肯尼迪拒绝；1963年，美国参议院议员呼吁成立联邦自动化委员会以研究机器对就业的影响，同样无疾而终。20世纪80年代，为应对日本研制"第五代电子计算机"的挑战，美国国防部于1983年计划在未来6年内投资6亿多美元拟研制能看、听、说和思考的新一代电子计算机，在政府支持下，18家计算机公司在得克萨斯州联合创办"微电子技术和计算机技术研究中心"。

（2）奥巴马政府时期

2016年，随着深度学习获得巨大成功，美国奥巴马政府高度关注人工智能相关领域的前沿政策、科技发展与市场应用。短短几个月内，美国就出台了多项政策。2016年5月3日，美国白宫科技政策办公室（OSTP）在国家科学技术委员会

（NSTC）之下成立了"机器学习与人工智能分委员会"（Subcommittee on Machine Learning and Artificial Intelligence，MLAI）。该委员会通过跨部门协调工作，负责就人工智能的相关问题提供技术和政策的咨询与建议，监督各行业、研究机构及联邦政府人工智能技术的研发。2016年5月至7月，由机器学习与人工智能分委员会牵头，围绕人工智能这一主题，与知名大学或研究机构合作，共组织了五场研讨会，议题涉及人工智能的评估、未来发展、社会和经济影响、安全与控制以及法律和治理等诸多领域，并依托各机构发布了相关报告，如斯坦福大学的《2030年的人工智能与生活》。

2016年10月13日，美国白宫科技政策办公室发布《为人工智能的未来做好准备》报告，明确了美国政府对人工智能的支持态度。这份报告探讨了人工智能的发展现状、应用领域以及潜在的公共政策问题，并提出了诸多建议措施，其中与政府相关的有：优先投资私营企业不愿投资的人工智能基础与长远研究领域；在计划和战略规划中重视人工智能和网络安全之间的相互影响；促进人工智能公开数据标准的使用和最佳实践等。同月，为了把握、指导人工智能研发的整体方向，由机器学习与人工智能分委员会委托"网络与信息技术研发分委员会"（Subcommittee on Networking and Information Technology Research and Development，NITRD）编写并发布了《国家人工智能研发战略规划》，促进人工智能知识与技术的发展，在为社会带来广泛效益的同时，使其产生的负面影响最小化。这两份重要报告详细描述了具体战略和路线图。国家科学技术委员会发布《国家人工智能研究与发展战略计划》，旨在运用联邦基金的资助来加强人工智能研究，让人工智能为社会带来更多的积极影响。这一计划提出了七大战略：对人工智能研发进行长期投资；开发人机协作有效方法；理解和应对人工智能带来的伦理、法律和社会影响；确保人工智能系统安全性；建立技术标准基准和评估体系；开发共享公共数据集和测试环境平台；把握人工智能研发人才的需求。此外，该计划还提出了两方面的发展建议：开发人工智能研发实施框架，以抓住科技机遇，并支持人工智能研发投资的有效协调；在国家层面研究建立并保持健全的人工智能研发队伍。2016年12月20日，为了对《为人工智能的未来做好准备》中涉及经济与就业影响的内容进行更详细的剖析，总统行政办公室（EOP）和机器学习与人工智能分委员会共同发布了《人工智能、自动化与经济》报告。报告认为人工智能驱动的自动化开创了新的市场和机遇，将促进健康、教育、能源等领域的发展，变革经济，创造更多财富。面对这样的影响，报告提出美国政府既要抓住人工智能发展机遇，积极应对国际竞争挑战，又要引导其规范发展，并给出了三大应对策略：针对人工智能的优势进行投资和开发；针对未来的工作类型教育并培训国民；为转型期间的工人提供帮助，并确保工人能够广泛共享经济增长的益处。

上述报告均是为了应对人工智能蓬勃发展的大趋势，着眼长期对社会的影响和变革，保持美国政府对人工智能发展的主动性和远见性。报告几乎同时发布，足以证明奥巴马政府对人工智能的重视程度。《人工智能、自动化与经济》中就特别强调，应对人工智能驱动的自动化经济是下一届政府及其后续政府将要面临的重大政策挑战，并敦促特朗普政府确保美国在人工智能的创造和使用中的领导地位。

（3）特朗普政府时期

2017年，特朗普上任初期，政府对人工智能反应是极为冷淡的，之后，特朗普政府对奥巴马时期的人工智能发展战略进行了一些转变与深化，开始寻求一种截然不同、自由市场导向的人工智能战略。

2018年5月，美国白宫举办了人工智能峰会。峰会提出，要大力支持国家人工智能研发生态系统，要充分利用人工智能的优势发展美国的劳动力市场，消除美国人工智能创新进程中的障碍，使人工智能能够在特定行业的应用中发挥显著的影响，实现人工智能军事战略优势，利用人工智能改善行政效率等。

美国白宫成立了"人工智能特别委员会"（Select Committee on Artificial Intelligence），加强各机构在人工智能相关领域的协调工作。该委员会由国家科学基金会主席、国防部高级研究项目局局长等联邦政府最高级研发机构官员组成。在立法层面，美国国会还在讨论多部着眼确立美国在未来人工智能领导地位的法案法规，其中包括"人工智能未来议案""人工智能就业议案""人工智能报告议案"等。

2019年2月11日，美国白宫科技政策办公室发布了由总统特朗普亲自签署的行政令《美国人工智能倡议》。该倡议旨在从国家战略层面重新分配资金，创造新资源以及设计国家重塑技术的方式，促进美国的人工智能产业发展，让它变得越来越全球化，并力争位居世界领先水平。这是美国政府首次提出国家层面的人工智能助推计划。

2019年10月8日，美国国家科学基金会（NSF）宣布一项新的人工智能计划——"国家人工智能研究院"项目，将与美国农业部、国土安全部、交通部等机构联合推动人工智能研究。美国国家安全委员会（NSC）则建议政府利用全国各地的联邦设施吸引人才来到人工智能中心发展。在美国政界，民主党高层查尔斯·舒默在公开场合谈到，希望政府给美国国家科学基金会（NSF）设立一个子公司，在5年内为人工智能基础研究投资1000亿美元，并与国防高级研究计划署（DARPA）建立联系[①]。

2. 人工智能辅助诊断和治疗的监管机制

医疗人工智能产品监管的重点之一是制定一套科学、合理、明确的分类标准，明确各类产品的风险等级、入市的法律标准，从而最大程度上降低其出现医疗事故的风险。2016年，FDA公布了一系列建议性指南，表明了在数字医疗健康领域的监管思路，有助于了解FDA未来的监管范围和标准。此外，FDA试图将有限的专家资

---

① Marie C. Pollio. The Inadequacy of HIPAA's Privacy Rule：The Plain Language Notice of Privacy Practices and Patient Understanding，60 N.Y.U. Ann. Surv. Am. L. 589（2004）. 转引自：李国炜、丁春艳：《信息科技语境下的个人健康信息立法保护——以I v. Finland案和HIPAA为切入点》，《中国卫生法制》，2012，20（5）：37–41.

源集中在高风险产品审评方面。

在美国，根据医疗器械存在的风险程度，医疗器械被划分为三类，其中Class Ⅲ为具有高风险的医疗器械，具体指用于支持或维持人类生命或预防人类健康受损，或可能导致潜在的不合理的疾病或伤害风险的医疗器械。根据美国联邦法律，Ⅲ类设备除需进行一般监管外，还需进行上市前审批（PMA）。至于医疗人工智能产品风险等级的划分依据，则应当综合考虑其处理对象（如癌症、恶性肿瘤等疾病的影像）的严重程度、所需数据标准化程度以及所采用算法的成熟程度和公开程度。

3. 数字健康创新行动计划

从支持医生每天作出临床决定的移动医疗应用程序和软件到人工智能和机器学习，数字技术一直在推动着医疗健康领域的变革。数字技术的进步，为国民提供了医疗保健的新途径。数字医疗工具可以提高诊断的准确性和疾病治愈率，提升医疗保健水平。通过访问数据，医生可以更全面地了解患者的健康状况，患者可以更好地了解自身的健康状况，从而有效地改善医疗效果，提高医疗效率。

数字健康广义上包括移动健康、健康信息技术、可穿戴设备、远程医疗以及个性化医疗等类别。目前，消费者有权控制自己的健康信息，这些技术可以使消费者对自己的健康作出更明智的决定，加强重大疾病的早期诊断，也可以为传统护理环境之外的慢性病管理提供新的选择。

在过去的几年中，FDA一直在采取措施鼓励数字医疗领域的更多发展和创新。2017年，FDA推出《数字健康创新行动计划》（Digital Health Innovation Action Plan，DHIAP），该计划概述了为重新设计FDA的监管方法所做的努力，以确保所有美国人能及时获得高质量、安全和有效的数字健康产品。

在建立针对数字健康等新兴技术的监管方法时，FDA认识到，首先，必须保持科学的金标准，以确保产品安全性和有效性；其次，FDA希望可以减少市场准入的时间和成本，同时确保患者保障措施到位，鼓励更多的开发人员将数字化先进技术转化为使患者受益的工具；再次，FDA希望软件开发人员不断创新技术，以帮助患者控制自己的健康；最后，作为监管者，FDA将把患者安全放在最前沿，其将继续与开发商合作，以确保安全、有效和创新的产品能够进入市场。因此，FDA制定了与这些医疗产品公司进行合作的长期政策，明确在这些产品提交申请前的设计、开发和测试产品过程中即开展合作。

《数字健康创新行动计划》体现了FDA致力于促进数字健康创新和安全的承诺。在2019年财年预算中，美国打算创建一个数字健康卓越中心（Digital Health Center of Excellence，DHCoE），该中心将推动现代化监管方法的发展，以帮助该行业发展并充分发挥其潜力，同时保护患者。卓越中心将帮助建立更有效的监管范式，建立评估和认可第三方认证者的新能力，并支持网络安全部门以补充基于软件设备的进步。

4. 健康信息隐私保护

在国际上，隐私法律保护模式主要有两种：一是以欧盟为代表的统一保护模式，不区分行业，对个人隐私信息予以统一的保护；二是以美国为代表的分类保护模式，基于各行业的特点、保护目的、保护手段等，分别给予不同的保护。其中，美国隐私保护法律于20世纪90年代医疗保障模式发生变更时逐渐得到重视。

美国是发达国家中唯一没有提供全民医疗保险的国家。美国个人健康信息被保险机构、雇主所掌握，健康信息直接影响健康保险的承保、连续性和转移，一旦掌握了某个人的健康信息，保险机构和雇主很可能对个人隐私造成威胁，侵害雇员就业的权益，以及其是否能取得雇主提供的商业健康保险。有重大疾病者、高龄者可能在换工作时，面临拒保的困境，加之美国各州均有权就医疗保险进行立法，各州立法的差异性导致民众在转换保险时，权益常得不到有效保护。

美国的医保模式在20世纪90年代发生了巨大变革，同时电子病历系统得到了广泛普及，美国国会意识到电子信息技术发展将对卫生信息隐私安全带来严峻挑战。

因此，针对病人隐私保护进行立法的需求也越发强烈。

美国是世界上隐私权法律较为健全的国家。1974年美国制定《隐私权法》，这部法律被视为美国隐私保护的基本法。美国病人隐私权立法主要包括：主干法—枝叶法—补充法，形成以《健康保险隐私及责任法》为主干，《个人健康信息隐私国家标准》《卫生信息技术促进法》行业性规章为枝叶，《公共卫生服务法》《病人保护与可承担医疗法》《全面预防酒精滥用和酒精中毒以及治疗和康复法》为补充的伞状立法体系。

2000年，美国卫生与人类服务部制定了《个人可识别健康信息的隐私标准》来保护患者隐私，适用于由任何医院、健康计划执行机构、健康保险机构以及医疗健康咨询机构保管的医疗信息和个人健康信息。《个人可识别健康信息的隐私标准》主要规定了以下三部分内容：第一，书面隐私信息规定。这部分规定了有权获取受保护的信息主体范围、此类信息的使用范围，以及可向其他主体披露此类信息的条件和禁止披露的情形。第二，对医疗从业人员进行培训的有关规定。这部分规定旨在确保从业人员了解隐私保护程序以及执法主体。第三，申诉程序，即病人申请关于隐私的调查、投诉程序。联邦层面的国家标准规定了各州应该履行的最低标准，与此同时，鼓励各州制定更严、更高的标准。

美国参议院于2006年7月通过了《卫生信息技术促进法》，该法旨在促进全国的医疗卫生单位全面采用电子病历系统，同时规定了全国和各州执法机关有义务提升卫生信息技术的水平，保护患者隐私。

2009年2月，美国国会通过了《2009美国复苏与再投资法案》第十三部分，即《健康信息技术与经济及临床健康法》以及附属法例《个人健康信息外泄通知责任实施纲领》《关于健康信息外泄通知义务的暂行最终规则》。

美国卫生部于2010年5月发布基于《医疗信息经济和临床健康法案》的《健康保险流通与责任法案》（HIPAA），对隐私安全规则进行了一系列修改。本次修改旨在加强医疗服务提供者和服务计划的商业联盟的责任和义务，限制出售受保护的健康信息，强化个人获取电子医疗记录的管理以及防止重要信息泄露的相关权益。随着电子健康档案和医疗信息交换的扩展，可能获取个人信息的渠道越来越多，本次修改也强化了法案中隐私与安全的相关规定。尽管《医疗信息经济和临床健康法案》希望医疗信息保护措施的规定尽快奏效，但美国卫生部人权部门将会根据最新出台的修改和强化规定确定最终日期。

《希波克拉底誓言》《美国护士伦理守则》以及美国医师学会的内部规章制度都带有保护病人隐私的内容。但由于加入行业协会并非强制性的，所以这些规章的效力不具有普遍性。

《公共卫生服务法》第一条第三款规定，卫生信息技术协调机构具有以下职责：第一，制定数据管理标准；第二，开发数据管理兼容和安全系统。这一规定客观上要求相关部门制定保护公共卫生数据管理标准，保障了相关数据的安全性。

《病人保护与可承担医疗法》，该法适用于低收入群体，保障其享受基本的医疗保险；规定医疗保险代理人及其经纪人应当接受有关如何妥善处理被保险人的纳税信息、医疗信息以及其他个人信息的培训，且受相关隐私安全标准的约束。

1970年制定的《全面预防酒精滥用和酒精中毒以及治疗和康复法》第三条第三款规定，执法主体有权要求联邦部门或机构提供相关信息，以便执法主体履行职责。但是，联邦部门或机构提供相关信息的行为不得违反医疗记录隐私方面的法律法规。

总体来看，美国对于医学人工智能产品的创新与监管都走在国际前列，但对于医疗人工智能产品的监管也仅停留于指导层面，不具有强制力。虽有过关于立法议案的讨论，但还没有具体的成文法出台，总之，目前对于人工智能的监管仍处在软性监管、鼓励创新的阶段。

（二）欧盟的医疗人工智能准入监管

欧盟在技术监管方面占据全球领先地位，2018年引入了具有里程碑意义的数据保护法《通用数据保护条例》（GDPR），同时瞄准大型科技公司的反垄断行为以及避税问题。人工智能的道德准则是欧盟最新的监管方向。2019年4月8日，欧盟委员会以"建立对以人为本人工智能的信任"为核心，发布了欧洲版的人工智能伦理准则，提出了"值得信赖"的人工智能应当满足的7个条件，期望建立"以人为本、值得信任"的人工智能伦理标准，不断促进社会公众接受人工智能技术、应用人工智能技术。

2019年2月，欧盟委员会（European Commission）公布了欧盟"旗舰"科学计划的6个新入围的候选研究项目，当中就包括探索人工智能如何增强人类能力、加快细胞和基因疗法的临床应用、个性化医疗计划等。德国主导的两个健康项目之一Life Time将为个性化医疗创建创新平台，这些平台将测量个体细胞和组织的分子功能在人的疾病及其治疗过程中如何变化，揭示可能具有生物学意义的数据中的重要模式。另一个由柏林某大学医院领导的健康项目Restore，提出了加快将高级细胞和基因疗法转化为临床所需的多个步骤。这些治疗方法对于癌症和糖尿病等常见疾病具有很大的作用。

欧盟新型技术的研发最终都将体现在医疗器械产品之上，目前药品器械监管的主要机构有欧盟委员会、欧盟各国当局（Competent Authority，CA）、欧洲药物管理局（European Medicine Agency，EMA）以及作为独立第三方的公告机构（Notified Body，NB），有些情况下还需要专家评审组的参与。其中欧盟委员会为药品和医疗器械的立法机关，而欧盟各国当局负责本国药品上市许可以及药品/医疗器械上市后的监管，欧洲药物管理局或欧盟各国当局负责药物的上市审批。公告机构作为独立第三方对医疗器械进行审批，当器械部分为低风险时（Ⅰ类，Ⅱa类），公告机构无须向外界进行意见互询；当器械部分为高风险（Ⅱb类有源和Ⅲ类植入）并且产品不在通用规格中时，公告机构需通过欧盟委员会向专家评审组提出针对临床评价的意见咨询（表3-1）。目前，欧盟共有5个已获得医疗器械法规符合性认证资格的公告机构。欧盟委员会负责对公告机构进行认证，且在药品和器械的注册过程中，欧洲药物管理局或欧盟国家主管当局有权与公告机构进行意见互询。在注册完成后，医疗器械获得欧洲统一认证，即CE（Conformite Europeenne）认证，这相当于中国的器械注册证。

表3-1 欧盟发布的医疗器械法规（MDR）中对医疗器械的分类

医疗器械分类	风险等级	举例
Ⅰ类	风险程度低	重复使用的手术器材，如弹力绷带、一次性手套等
Ⅱa类	风险程度中等	牙科材料、助听器、隐形眼镜、诊断超声波设备
Ⅱb类	风险程度中等	心脏起搏器、自动体外除颤器
Ⅲ类	风险程度高	心脏导管、人工关节、冠状动脉支架、可吸收植入手术缝合材料、心脏瓣膜、乳房植入物等

资料来源：作者绘制。

1. 医疗器械监管背景

作为全球第二大医疗器械的生产者和消费者，欧盟对医疗器械的管理有着不短的历史和值得借鉴的经验，研究其医疗器械的监管方案对于我国的政策制定有很大的帮助。

欧盟成员国所有的软件类医疗器械都会被划入欧盟理事会的医疗器械指令中管理，欧盟的医疗器械指令原来分为三类：关于有源植入式医疗器械的指令90/385/EEC（AIMD）；关于医疗器械的指令93/42/EEC（MDD）；关于体外诊断医疗器械的指令98/79/EC（IVDD）。2017年5月，欧盟官方发布医疗器械法规（MDR 2017/745）后，MDR将在生效之日（2017年5月25日）取代欧盟现行的医疗器械指令（MDD）以及欧盟关于有源植入医疗器械的指令（AIMD）。同时，欧盟委员会新的体外诊断器械法规（IVDR 2017/746）取代了原来关于体外诊断医疗器械的指令（IVDD）。为保证政策的平稳落地，这两部法规皆有一定的过渡期，MDR将于2020年5月底强制执行，而IVDR将在2022年5月强制执行，无论是政府、医疗器械制造商还是其他利益相关者，都有一定时间为新政策的施行做准备。制造商如果要合法地将其医疗器械产品投放欧洲市场，必须满足指令的要求，并申请CE认证。CE认证是医疗器械制造商证实其产品符合欧盟指令或法规的基本要求。这些指令或法规概述了欧盟对医疗器械产品的安全和性能要求。CE认证也是医疗器械在欧盟上市的法律要求。

医疗器械法规提出要采用唯一性器械标识机制，"唯一设备标识符"（UDI）是指通过国际认可的设备标识和编码标准创建的一系列数字或字母数字字符，允许对市场上的特定设备进行明确标识。

2. 医疗器械定义及分类

欧盟的医疗器械法规（MDR）第二条第一项对医疗器械进行了重新定义，即"医疗器械" 指制造商拟供人类单独或联合用于下列一项或多项特定医疗目的的任何仪器、器具、软件、植入物、试剂、材料或其他物品：诊断、预防、监测、预测、预后、治疗或减轻疾病；诊断、监测、治疗、减轻或补偿受伤或残疾；解剖或生理或病理过程或状态的调查、更换或修改；通过对取自人体的标本，包括器官、血液和组织捐献的体外检验提供资料。另外，MDR还规定，控制或支持受孕的装置以及专门用于清洁、消毒或灭菌等产品也应视为医疗器械[1]。

在新定义中，医疗器械的范围被扩大化了，一些专为疾病或其他健康状况"预测和预后"目的所设计的器械也被纳入法规的范围，并且按照医疗器械的风险、接触时间和侵入性重新划分其类别。

3. 体外诊断医疗器械定义及分类

体外诊断医疗器械法规（IVDR）[2]被定义为：从人体提取的样本用于体外检查，包括捐献的血液及组织，单独使用或组合使用的试剂、试剂产品、校准物品、控制材料、成套工具、仪器、器具、设备、软件或系统，其唯一目的或主要目的如

---

① 腾讯研究院：《医疗人工智能产业监管及法律研究》，2019.

② 《FDA医疗AI审批开绿灯9项已获批》，《医学信息学杂志》，2018，39（8）：94.

下：有关生理学或病理学状态；有关先天性异常；有关健康状况或疾病的易感性；确定安全性以及与可能接受治疗者的相容性；预测治疗效果或反应；明确或监控治疗措施。

相比于IVDD，新法规IVDR在分类规则上发生了根本性的变化，IVDR把原来IVDD的清单A、清单B和其他产品的分类方法变为基于产品的风险将所有的体外诊断设备分为A、B、C、D四类，风险从A到D递增。它的核心变化就是产品分类更明确，并且去掉了其他项这一模糊的概念（表3-2）。

表3-2　　　　　　　　　　　　　体外诊断医疗器械（IVDR）分类

分类	举例
A类	临床化学分析仪、标本容器
B类	妊娠自检、尿液试纸、胆固醇自我检测
C类	血糖自我测试、PSA筛查、HLA分型
D类	乙型肝炎献血者筛查、HIV血液诊断试验、ABO血型分组

资料来源：作者绘制。

MDR第四条中规定，现有监管方法的关键要素，如公告机构的监督、合格评定程序、临床调查和临床评估、警戒性和市场监测等，应得到大力加强，同时应引入确保医疗器械透明度和可追溯性的条款。

4. 医疗器械监管模式的特点

（1）按风险高低划分产品的管理类别

医疗器械种类繁多而管理部门的监管资源有限，因此，按照风险的高低将医疗器械划分为不同的管理类别，主要加强对高风险医疗器械的监管，这是在有限资源条件下最大限度保护人类健康的一种科学管理模式。不仅在欧盟，美国、中国、日本、加拿大等国的医疗器械管理部门也采用医疗器械分类管理的模式。

但欧盟对医疗器械的分类不同于其他国家，欧盟将体外诊断医疗器械与一般医疗器械分开，各分为四个类别。欧盟各成员国的主管当局授权第三方公告机构负责评审和监管，I类和A类风险较低的医疗器械仅需制造商自行审批，无须第三方公告机构批准即可上市，但如果其包含无菌产品，则需要得到有关机构的批准后方能上市。其他类医疗设备需要获得批准方能上市。

（2）管理灵活，法规适用性强

欧盟的指令是一个协调性的法规，旨在将各成员国协调到一个监管模式下。因此，欧盟的医疗器械管理法规具有较大的灵活性，以适应不同的国家和地区。制造商可以通过多种手段证明产品符合指令的基本要求，比如通过风险分析、试验室试验和同类产品临床数据的收集证明产品的安全性和有效性。

（3）上市前评估程序多样

欧盟医疗器械指令中设立了多种上市评估程序。对于低风险产品，由企业自行管理，不需公告机构介入。对于中等风险的医疗器械，由公告机构介入制造商的体系和生产中。对于高风险的医疗器械，公告机构需对生产者设计文档进行审查。对于同一类别的医疗器械，既可以通过建立完善的质量管理体系确保一系列产品安全有效，也可以通过对某类产品进行检测确保其性能符合指令要求。制造商可根据实际情况选择适当的符合性评估程序。

（4）分权管理

欧盟的医疗器械管理部门将产品的具体审批权交给由各成员国指定的第三方机构（公告机构）进行，国家权力机关负责监督和管理。此种管理模式节约了行政成本，提高了政府工作效率。

总体来看，欧盟没有在技术领域先发制人，但在以人为本的伦理治理方面走在了国际前列。

（三）英国的医疗人工智能准入监管

英国政府认为，探索人工智能最为主要的是人工智能在医疗卫生保健中的应用、人工智能的数据监管问题以及人工智能的法律风险问题等。

2018年，英国政府宣布：到2030年，英国要在数据利用、人工智能和创新，促进慢性病预防、早期诊断和治疗方面成为世界领导者。英国政府在报告中提到：有必要对人工智能和自动化对工作及其技能内容的影响做出准确预测，并监控变化的速度和范围。英国成立人工智能委员会（Artificial Intelligence Council），专门对人工智能的决策问题进行讨论。

英国政府认为，在目前阶段，全面实施针对人工智能的监管是不合适的，需要考虑的是后续的监管可能对行业造成的影响。GDPR似乎解决了一些在处理个人资料方面的问题，而这正是人工智能发展的关键。与数据伦理与创新中心（Centre for Data Ethics and Innovation）合作的人工智能办公室（Office for Artificial Intelligence）需要找出现监管可能存在的漏洞。人工智能办公室还必须确保利用现有监管机构的专业知识，为未来可能需要的任何潜在监管提供信息，为人工智能进入市场做好全面准备。

1. 人工智能在医疗健康领域的应用

英国政府认为，考虑到人工智能可能为病人和医疗服务提供者带来好处，所以必须仔细权衡其应用算法透明度。但过分强调算法透明度可能会阻止人工智能的使用，导致患者无法获得人工智能带来的益处。决策时应与患者、医务人员进行充分有效的沟通，并尊重他们的意见。在充分有效沟通的基础上，在确保患者知情的情况下，人工智能会增强人类在疾病诊断和治疗方面的能力。

英国政府认为，就目前而言，实现完全的技术透明是困难的，甚至是不可能的，但在某些至关重要的情况下，技术的透明度又是绝对必要的。医疗行业关系人民的生命健康，必须慎重，只有当人工智能的决策逻辑被我们所理解，我们才能够去相信它。这就强调了人工智能要有可理解性，否则都是不可接受的。

2. 人工智能应用带来的风险及法律责任

关于人工智能相关的法律问题，英国的政府报告中没有涉及太多，仅仅提到人工智能技术应该造福于人、企业和部门，如果结果对任何群体有害，就应该采取补救行动。比如当算法在自动学习和进化时，可能会出现人工智能系统表现不佳或作出错误决定而造成伤害的情况。英国人工智能办公室、数据伦理与创新中心和人工智能理事会（AI Council）都对此深深地担忧，并表示会和法律委员会（Law Commission）共同探讨解决这一问题的最佳行动方案。

（四）日本的医疗人工智能准入监管

日本政府和企业非常重视人工智能的发展，不仅将物联网、人工智能和机器人作为第四次产业革命的核心，还在国家层面建立了相对完整的研发促进机制。对于人工智能在医疗领域的应用方面，日本政府也开始进行计划性的推动。2016年11月，日本政府召开第二届未来投资会议，会议提出大数据与人工智能将会在预防、健康管理，以及远程医疗方面进行最大程度的应用，提高医疗质量。人工智能被导入日本医疗体系之中，日本厚生劳动省着手规划一系列相关的政策，来回应人工智能医疗时代的来临，包括医疗费用的修正、采用人工智能医疗的激励措施等，并且预计将在2020年全面实施与推动人工智能医疗制度[①]。为了在医疗领域高度应用人工智能，高度完整且安全的数据库整建绝对有其必要性，日本政府整合和建立数据库，包括电子病历卡、健康检查数据、医疗照护的收据凭证数据等一元化系统数据库，来作为新时代健康管理系统架构下，提供更好医疗质量的第一步。

日本政府将完善关于人工智能医疗设备的一系列规则。由于人工智能存在误诊

[①] 施亚申、扈罗全、周有良：《欧盟新版法规文件（EU）2017/745关于诊断医疗设备指令及其影响分析》，《标准科学》，2018年第2期。

的可能，因此厚生劳动省把人工智能医疗设备定位为辅助医生进行诊断的设备，且日本的《医师法》规定：作出最终诊断和决定治疗方针的责任由医生承担。除了规定诊断的最终责任由医生承担外，日本政府还将明确安全性等国家审查所要求的具体条件。

在日本，销售新的医疗设备必须通过厚生劳动省的医疗设备认证审查，但是目前尚没有评价人工智能医疗设备安全性和有效性的标准。日本厚生劳动省在2018年度内制定评价标准。通过自主学习不断提高性能的人工智能在获得认证后也可能发生变化。对此，基于人工智能的特点，厚生劳动省建立上市后再次评价性能的机制。但企业方面尚不清楚需要满足哪些条件，还处于摸索阶段。此外，企业方面还担心即使提出申请也要长时间等待审查或者无法获批，对此厚生劳动省和经济产业省将制定一系列相关规则[①]。

在日本，有一种人工智能医疗管理系统，已经开始整合与保存日本各医疗机关里每一位患者的医疗诊断记录，并且授予每个患者识别编号（医疗ID），方便保存与管理医疗数据。将患者在不同医疗单位就医的数据予以统一保存管理，在未来就诊时，医疗人员可以从数据库中读取患者过去完整的就诊数据与各种检查报告。此外，未来的健康管理系统可能会将医疗护理等数据网络化，使之成为大数据的一部分，在减轻医疗人员负担的同时，助力各地域形成完善的医疗服务体系。

1. 人工智能在医疗健康领域的推进

厚生劳动省大臣座谈会制定的"2035"医疗健康建议书提出，要提供世界最高水平的放心、满意的医疗；要构筑可持续的医疗健康系统，对日本和世界的繁荣做出贡献。

---

① Gostin，L.O. & Nass，S .Reforming the HIPAA Privacy Rule. Safeguarding Privacy and Promoting Research. Journal of the American Medical Association, 2009（5）.

当今世界各国中，日本的平均寿命居世界首位，而且新生儿、婴儿死亡率处于世界最低水平，医疗健康水平居世界前列。然而，日本的医疗健康面临着诸多困难。日本的老龄化速度在世界上是史无前例的，预计今后还会进一步加快。此外，日本的合计特殊出生率低于未来维持人口所需，这表明日本不仅已进入老龄化社会，而且劳动年龄人口也在减少。值得关注的是，日本国民医疗费用仍然不断增加。

2. 医疗器械相关法律

日本《医药品与医疗器械法令》（PMD Act）第2条第4项明确规定，医疗器械是指可用于诊断、治疗或预防人或动物的身体结构或功能的机器等（再生医疗等）（表3-3）。

在政府颁布的政令中，医疗器械分为七类。其中，医疗器械程序是指通过安装在通用电脑上等，发挥作为医疗设备的性能的程序。如图像诊断装置工作站。在已被PMD Act取代的《药事法》（PAL）中，只有软件部分不成为日本《药事法》的限制对象，以编入硬件部分的形式进行了限制。法案修改后，软件部分作为程序单体，成为《药事法》的限制对象。

表3-3　　医药品、医疗设备等的品质、有效性及安全性的确保等相关法律

法律或通知	制定者	名称
法律	国会	医药品与医疗器械法令
政令	内阁	医药品医疗设备法实施令、医药品医疗设备相关手续费令
省令	厚生劳动大臣	医药品医疗设备法实施规则、临床试验的实验基准、制造管理及品质管理的基准
告示	厚生劳动大臣	基本必要条件标准，一般名称、等级分类指定告示
局长通知	医药/生活卫生局长	关于医疗设备的制造销售承认申请（平成26年11月20日的药食发1120号通知）
科长通知	医疗器械审查管理科长	关于制作医疗机器的制造销售承认申请书时应该注意的事项（平成26年11月20日药食机参发1120第1号通知）

资料来源：作者绘制。

3. 医疗设备分类和管理

在医疗器械规制国际整合会议（GHTF）上，日本于2003年12月达成的医疗器械风险对应类别分类的想法被纳入《药事法》。

所谓的国际分类Ⅳ级，是指对患者的侵袭性高，在发生不良情况时，有可能直接与患者的生命安全相关，如心脏起搏器、支架等，在日本需要取得承认和认证，制造销售业需要取得第一种制造销售许可证，销售业、出租行业需要取得许可；所谓的国际分类Ⅲ级，是指出现问题时，人体承受的风险比较高，如人工关节、结石破碎装置、透析机、导管、隐形眼镜等，在日本也需要取得承认和认证，制造销售业需要取得第一种制造销售许可证，销售业、出租行业需要取得许可；所谓的国际分类Ⅱ级，是指发生故障时，人体承受的风险较低，如MRI（核磁共振）、CT（电子计算机断层扫描）、电子血压技等，在日本，需要获得认证，制造销售业需要取得第二种制造销售许可证，销售业、出租行业需要进行申报；所谓的国际分类Ⅰ级，是指发生故障时，人体承受的风险极低，如铜制小物件、手术用手套等，在日本，需要进行申报，制造销售业需要取得第三种制造销售许可证，销售业、出租行业无须进行申报或获得许可。

《药事法》将日本的医疗器械分为：第一，一般的医疗器械，对应国际分类的Ⅰ级，指在产生副作用或功能障碍的情况下，几乎没有影响人的生命和健康的东西，如血液分析仪、图像诊断成像器等；第二，管理医疗器械，对应国际分类Ⅱ级，指在出现副作用或功能障碍的情况下，可能会影响人的生命和健康，例如超声波图像诊断装置、内窥镜系统、MRI、CT等；第三，高级管理医疗器械，对应国家分类Ⅲ级、Ⅳ级，指在产生副作用或功能障碍的情况下，可能会对人的生命和健康产生重大影响。基于非物体的特性，考虑到对人的生命以及健康和功能的影响等，在进行医疗机器程序的符合性判断时，应考虑以下两点：①鉴于通过医疗器械程序得到的结果的重要性，得到的结果对疾病的治疗、诊断等有多大程度的贡献。②在医疗器械程序的功能障碍等发生的情况下，有无影响人的生命和健康的危险，有问题时的综合性风险的盖然性有多大？对于符合医疗器械的程序：①处理从医疗设备获得的数据（包括图像）并创建用于诊断或治疗的索引、图像、图形等的程序；②支持治疗计划/方法决策的程序（包括模拟）。对于不符合医疗设备的程序：①传输、存储和显示由医疗设备获取的数据以用作医疗记录的程序；②用于处理数据（不包括图像）的程序（不包括用于诊断的程序）；③教育计划；④患者说明程序；⑤保养程序；⑥院内业务支持计划；⑦保健计划；⑧相当于一般医疗器械的程序（即使发生功能障碍也不会影响人的生命和健康相当的程序；根据新施行令，被排除在医疗器械范围之外的产品）。

4. 医学人工智能产品的应用场景

医学人工智能产品的应用场景是丰富的。

第一，基因医疗方面。首先，借助医疗人工智能产品，可以在短时间内找到突变位点，并且轻松确定分析结果。其次，利用医疗人工智能产品，可以通过分析基因信息，短时间内发现难以发现的疾病致病基因，还可进一步促进新药研发，实现精准医疗。最后，通过医疗人工智能产品的应用，可实现对患病风险的精准预测，从而进行预防。

第二，影像诊断支持。首先，医疗人工智能产品支持影像诊断有助于解决影像专家数量少的问题。其次，在发展中国家，即使有足够的专家，也可以通过应用具备深度学习的诊断医疗设备来提高医疗保健水平。再次，将深度学习用于诊断成像支持（双重检查），以增加诊断成像期间的准确率。最后，使用深度学习来筛选医学图像，则仅通过简单的确认就可以选择好的图像，从而减少专家工作量，从而使专家集中精力检查需要重点检查的图像，提高读取精度。

第三，诊断与治疗支持。首先，提供诊断和治疗支持的医疗人工智能产品可以缓解医生资源短缺的问题，同时减少医生经验主义造成的误诊问题，有助于全国范围内医疗标准的统一。其次，使用医疗人工智能产品，可以减少分析和检索此类信息所需的时间和成本，减轻医务人员面对日新月异的医疗知识的学习负担。再次，医疗数据的积累，不仅可以用于预防常见疾病，还可以用于对难以诊断的相对罕见疾病、难治性疾病进行监督，构建涵盖广泛罕见病及难治疾病的数据库，以提高疾病诊断的准确性和治疗的正确性。最后，医疗人工智能产品可以应用于每个患者的疾病管理，同时起到疾病预防的作用。将日常生活中测得的生物学数据与其他医疗保健数据结合起来，可以尽早发现疾病并进行早期干预。

第四，药物研发。首先，通过学习大数据，可以找到未被发现的药物。其次，通过深度学习了解药物靶标与化合物之间的结合数据，发现具有针对新药物靶标的药理活性的化合物和已发现具有一定药理活性的化合物（先导化合物），可以高精度地模拟结构的优化，从而缩短了开发周期并降低开发成本。再次，使用现有药物化合物数据（结构式、毒性等）进行机器学习，可以预测药物候选化合物是否有毒。如果有可能提前预测毒性，那么也将降低发展中断的风险。最后，通过建立有关药品的知识数据库，可以减少确认可行性所需的时间和成本。

第五，护理。首先，促进护理机器人的开发普及有助于改善老年人的生活质量以及减轻护理人员的负担。其次，通过医疗人工智能产品监测并读取生命体征数据，将其与适当的诊断和治疗相联系，可改善长期护理的质量。最后，随着人口老龄化，加速开发利用医疗人工智能产品用于老年人护理可缓解人口老龄带来的社会负担。

第六，手术支持。首先，缓解外科医生在外科手术中的负担。其次，运用医疗人工智能产品监测手术过程中的信息，可以对紧急情况作出高精度的警报，提高手术成功率，改善患者预后，降低术后并发症概率。最后，深度学习提高了手术视野图像识别能力并支持以往机器人难以完成的电机功能，从而实现一定程度的自动化，弥补并解决已实际投入使用的手术机器人存在的一些问题。

第七，医疗保健领域。首先，需要建立一个环境，使人工智能研究人员和开发公司（包括风险公司）可以通过开发具有足够数量和高质量的数据库获得研究和开发所需的监督数据。其次，利用获得的监督数据，开发用于医疗领域的相关人工智能产品。最后，将已开发的人工智能整合到医疗保健系统中，以便公众都能从中受益。

三、部分国家、地区医疗人工智能产品注册监管比较

（一）审批注册等准入的比较

1. 美国人工智能医疗器械定义及规范管理指南

FDA长期对软件，包括为诊断、治疗、预防、治愈或缓解疾病或其他状况提供决策支持的软件（通常称为临床决策支持软件）进行监管，明确软件必须符合《联邦食品、药品和化妆品法》（FD&C Act）第201（h）节中对设备的定义。

根据国际医疗器械监管者论坛（IMDRF）的定义，软件指的是用于一种或多种医疗目的且无须硬件医疗设备即可执行医疗目的的软件。根据《联邦食品、药品和化妆品法》的规定，医疗目的指的是治疗、诊断、治愈、减轻或预防疾病或其他状况的目的。IMDRF还对软件医疗器械的定义进行了一些补充解释，例如，软件医疗器械能够在通用（非医疗用途）计算平台上运行，不是一个硬件医疗器械为实现其预期医疗目的所必要的一种医疗器械，包括体外诊断（IVD）医疗器械；如果一个软件的预期用途仅仅是驱动另一个硬件医疗器械，则该软件不符合软件医疗器械的定义；如果软件医疗器械可以与其他产品组合使用（例如作为模块），包括和其他医疗器械组合使用以及与其他医疗器械进行对接（包括和硬件医疗器械、其他软件医疗器械、通用软件对接），则也可视为软件医疗器械。与作为医疗设备的其他软件的不同之处在于，人工智能和机器学习技术具有实时调整和优化设备性能以不断

改善患者医疗保健的潜力。此外，2014年FDA发布的《安全与创新法案》中，医疗决策辅助（CDS）被描述为多种工具，包括但不限于：针对提供者和患者的计算机警报和提醒；临床指南；疾病分类成套订单；有针对性的患者数据报告和摘要；文档模板；诊断辅助；场景相关信息的引用。

2019年9月27日，FDA发布《临床决策支持软件——工业和食品药物监督管理局工作人员指南草案》，该指南明确了FDA针对医疗保健专业人员、患者或护理人员的临床决策支持软件的监督范围。该指南表明，FDA使用《21世纪治愈法案》中的第520条的标准来确定软件功能是设备CDS，还是非设备CDS（表3-4）。

表3-4　　　　　　　　　　　　　CDS软件功能设备还是非设备

预期的用户是医疗保健专业人员吗？[部分准则（3）和（4）]	用户可以独立审查基础吗？[标准（4）的一部分]	是CDS设备吗？
是的	是的	不，它是非设备CDS，因为它符合第520（O）（1）（E）条的所有标准
	不是	是的，它是设备CDS
不，是病人或看护者	是的	是的，它是设备CDS
	不是	是的，它是设备CDS

* "用户可以独立审查基础吗？"询问该功能是否旨在使用户能够独立审查建议的基础，以便用户并非主要依靠任何此类建议准则（4）。

资料来源：FDA官网。

为给消费者提供使用医疗人工智能产品的建议，软件开发人员需使用简单语言描述其开发软件算法的数据基础、所应用的逻辑或原理，从而使预期的消费者能够知道并理解选择此类推荐软件的依据；提供这些依据的途径也应当告知消费者，如可以通过带有日期或版本的临床实践指南，已出版的文献或CDS开发人员已向CDS开发人员传达的信息等途径使消费者获悉。如果推荐软件的依据是基于消费者无法理解的信息，则商家不能根据此依据向消费者推荐该软件。

为了解决因审批困难导致的医疗人工智能产品难以获得准入资质的问题，FDA

制订了"数字健康行动创新行动计划"。根据该计划，FDA创设数字医疗软件预认证（Pre-Cert for Software Pilot Program），开发电子健康技术监管的新方法。该项目旨在通过考虑此类产品的特征、临床前景、独特的用户界面以及行业内引进此类产品的扁平化的商业周期等，建立专门针对电子健康产品的新的、实效性强的监管方法。

自2017年7月美国FDA发布数字健康创新行动计划以来，已批准相关医疗人工智能产品9项，获批的产品多为监测预警类产品[①]。具体包括：（1）Kardia APP：Apple Watch上第1个医疗设备配件。（2）Embrace：癫痫监测与警报人工智能设备。（3）Wave临床平台：抢先医生6小时发布预警。（4）Viz 人工智能：使中风患者更快得到精准治疗。（5）Cognoa：用人工智能筛查自闭症。（6）Guardian Connect：血糖人工智能预测准确率达98.5%。（7）第1款人工智能医疗设备IDx-DR。（8）Osteodetect：腕部骨折检测软件。（9）Dreamed advisor pro：利用人工智能实现胰岛素剂量的精准控制。

2. 欧盟医疗器械注册流程

产品认证前应先确定产品的分类和认证途径，拟制认证文件，公告机构对企业质量体系和产品技术文件进行审核。初审后公告机构将指出质量体系和技术文件中存在的问题，企业应据此在90天内补充完善质量体系和技术文件。在公告机构审核通过后，对于CE产品证书已经覆盖的产品，可以打上CE标识，CE后面带上机构代码。

CE审核流程：① 根据欧盟对医疗器械的定义，判定该设备是否为医疗器械。② 产品认证前需要授权欧盟代表，负责处理产品在欧盟当地注册、产品在欧盟市场

[①] 张乃文：美国《2009年经济复苏暨再投资法》大幅度修正HIPAA隐私权条款；詹世榕：《保护个人医疗信息不外泄》。

的不良事件处理等事情；产品认证前需要完成覆盖该产品ISO 13485质控体系认证。③ 对产品进行分类，分为Ⅰ、Ⅱa、Ⅱb和Ⅲ类。④ 对产品的认证途径进行确认，一般为全面质量体系保证下的认证；对于Ⅰ类无测量或无灭菌要求的产品进行自我符合性声明。⑤ 拟制认证文件清单，进行文件的准备和审核。⑥ 提请公告机构进行审核，一般分为现场审核或文件审核；新产品或新型号需要现场审核，简单的变更可以提交文审。⑦ 在公告机构审核通过后，对于CE产品证书已经覆盖的产品，可以打上CE标识，CE后面带上机构代码；如果是自我符合性申明的产品，CE后面不需要带机构代码：a.与欧盟代表签署《欧盟代表协议》或《备忘录》；b.要求欧盟代表在当地主管当局注册，并提交注册文件；c.WEEE注册处理。⑧ 结束。⑨ 除了换证申请，制造商每年都要接受监督审核，包含体系监督审核和产品CE证书监督审核，费用支付给公告机构。

3. 英国医疗器械准入流程

英国药品和医疗保健监管局提供了将产品投放市场的流程指南：① 通过符合性测试（不适用于大多数A类或Ⅰ类体外诊断器械）；② 拟定合格声明（MDR和IVDR附件Ⅳ）；③ 在设备上添加CE标志，CE标志并非医疗设备所独有；④ 分配基本唯一设备标识号并将其提供给UDI数据库（唯一设备标识数据库）；⑤ 向医疗器械数据库Eudamed提交有关制造商，授权代表和进口商（如果适用）的关键信息；⑥ 适用于定制设备以外的设备；⑦ 将CE标记的设备向欧洲市场提供并投入使用。

（二）人工智能医疗器械监管

1. 美国医疗人工智能的监管

针对医疗人工智能的监管要兼顾医疗行业和人工智能两者的特殊性，创新监管方式，进一步促进医疗行业的智能化和人工智能应用的多元化。目前，世界各主要国家几乎都将人工智能辅助诊断和治疗产品作为医疗器械加以监管，人工智能辅助诊断和治疗产品如需上市，必须根据医疗器械的等级分类标准获得监管部门相应的许可和认证。2016年，FDA公布了一系列建议性指南，表明了在数字医疗健康领域的监管思路和想法，有助于了解FDA未来将监管什么或哪些不作为医疗器械监管。此外，FDA试图将有限的专家资源集中在高风险产品审评方面。在最新规定将医疗应用软件视为"医疗设备"来评估，该类软件包括医疗应用软件等。目前这些医用或辅助医用应用软件并不在FDA审评监管之内，因为其安全和风险仍处于可控范围。

（1）风险监管模式

第一，国际医疗器械监管者论坛（IMDRF）框架下的风险监管。FDA打算通过利用IMDRF框架（即作为医疗设备的软件：风险分类和相应注意事项的可能框架）将基于风险的政策应用于其对设备CDS功能的监管。IMDRF框架为制造商、监管机构和用户提供一种基本方法，统一的词汇表以及一般性和特殊性的注意事项，以解决将软件用作医疗器械软件（SaMD）面对的问题。IMDRF框架描述了SaMD风险分类的两个主要因素：SaMD提供的信息对医疗保健决策的重要性，以及医疗保健状况的状态。

IMDRF框架为SaMD功能定义了三类重要的信息。第一类：通知临床管理。SaMD提供的信息不会直接告知治疗、诊断、预防或缓解疾病或状况的选项，而是通过汇总相关信息（例如疾病、病状、药物、医疗设备等）来提供临床信息。提供的信息，例如治疗或诊断选项或汇总的临床信息等，可以支持向医疗保健专业人员、患者或护理人员作出决策。第二类：推动临床管理。推动临床管理意味着SaMD提供的信息将用于帮助治疗、帮助诊断、分类或识别疾病或病症的早期征兆来用于指导下一步诊断或下一步治疗干预措施。例如：①通过提供对安全有效地使用医药产品或医疗设备的信息来支持辅助治疗。②通过分析相关信息来帮助诊断，以帮助预测疾病风险，或辅助诊断。③分类或识别疾病或病症的早期征兆。第三类，治疗或诊断推断，这意味着SaMD提供的信息将用于医疗人员的决策，例如：①通过连接到其他医疗设备、药品或其他为人体提供治疗的手段来进行疾病治疗、预防或缓解。②诊断、筛查、检测疾病或患者状况（即使用传感器、数据或来自其他硬件、软件设备的疾病信息）。

IMDRF框架针对卫生保健状况定义了三类状态：非严重、严重、危急。第一类，非严重是指准确的诊断和治疗很重要，但对于减轻长期不可逆转后果的干预措施并不重要的情况或条件，还可能包括以下情况：①准确及时的诊断或及时的治疗措施或干预很重要，但对于预防或减轻单个患者长期不可逆转的后果并不重要，不需要专业医疗干预的伤害或损害（例如轻度至中度的季节性过敏症状）；②准确及时的诊断或及时的治疗措施或干预很重要，但对于减轻长期不可逆转的公共卫生后果而言并不重要。第二类，严重是指为了避免不必要的干预（例如活检），可能减轻个别患者的健康状况或对公共健康造成的长期不可逆转的后果，可能包括以下情况：①准确及时的诊断或及时的治疗措施或干预，对于避免不必要的重大干预措施（例如活检、手术）至关重要；②准确及时的诊断或及时的治疗措施或干预，可以预防或减轻对日常功能有重大影响的持续性或复发性疾病过程；③准确及时的诊断或及时的治疗措施或干预对于防止可能严重致残或可能导致伤害或损害的疾病过程的进展至关重要，需要专业的医疗干预措施来减轻患者的长期不可逆转的后果；④准确及时的诊断或及时的治疗措施或干预，对于减轻长期不可逆转的公共卫生后果至关重要。第三类：危急指的是可能导致患者长期残疾、其他健康状况严重恶化或对公共健康产生负面影响的情况，对于避免死亡，准确或及时的诊断或治疗行动至关重要，可能包括以下情况：①准确和及时的诊断、治疗或干预措施，对于避免个别患者的死亡、永久性损伤、威胁生命的伤害或其他严重的健康恶化（例如瘫痪）至关重要；②准确及时的诊断或及时的治疗行动或干预，对于减轻对公共卫生的严重影响至关重要（例如埃博拉病毒）；③预期的目标人群可能不正确或误解的诊断或治疗建议；④导致个别患者死亡、永久性损伤、危及生命的伤害或其他严重的健康恶化（例如中风误诊）；⑤大流行或流行病等（例如未能识别、诊断埃博拉病毒）严重负面影响公共卫生的情况。

第二，医疗器械分级模式下的风险监管。医疗人工智能产品监管的重点之一是制定一套科学、合理、明确的分类标准，明确各类产品的风险等级、入市的法律标准，从而最大程度上降低其出现医疗事故的风险。在美国，根据医疗器械存在的风险程度，医疗器械同样被划分为三类，其中Ⅲ类为具有高风险的医疗器械，指拟用于支持或维持人类生命或预防人类健康受损，或可能导致潜在的不合理的疾病或伤害风险的医疗器械。根据美国联邦法律，Ⅲ类设备除需进行一般监管外，还需进行上市前审批（PMA）。至于医疗人工智能产品风险等级的划分依据，则应当综合考虑其处理对象的严重程度、所需数据标准化程度以及所采用算法的成熟程度和公开程度。

第三，器械软件更改后的风险监管，2017年10月FDA发布《决定何时提交关于现有器械软件更改的510（k）的指南》，指南中软件被定义为包括潜入医疗器械的组件。指南表明：①如果软件更新只是为了增强网络安全保护，或只是将系统恢复到最后一次被批准的规范状态，则不需要更新注册。②如果软件的某次更新将会产生新风险；软件更新是为了修改软件存在的某个风险（可能导致重大损害，并在最近一次获得批准时没有有效减轻风险的措施）；更新是针对可能导致重大损害的危险情况所创建的新风险控制措施；该次更新导致需要创建或修改已有的风险控制措施，则需要向FDA提交新的510（k）表。③如果更新会显著影响与器械的用途直接相关的临床功能或性能规格，也需要向FDA提交新的510（k）表。

（2）数字医疗软件预认证计划

2016年8月，美国FDA提出"数字医疗软件预认证"，以确保患者能够获得符合FDA安全性和有效性标准的新疗法。为构建预认证计划监管框架，FDA选择9家医疗企业参与项目。

在该试点项目结束后，FDA下属专门负责医疗设备及科技监管的机构——FDA

器械和放射健康中心（CDRH）将根据在上述试点项目中确定的客观标准来预先认证那些符合资格的数字医疗开发主体。经过预认证的开发主体即有资格直接销售自己的低风险医疗人工智能产品，而无须经过FDA的额外审查和一系列入市审查。这种预认证的监管方式将监管的重点放在了开发和生产产品的企业身上，大大提高医疗人工智能设备的审批速度，有利于医疗领域人工智能新设备和新技术的快速发展和迭代更替。

2019年1月7日，FDA发布《软件预认证计划：2019年测试计划》《在目前监管机构内开展预认证试点计划的监管框架》《开发软件预认证计划的工作模式》三份文件，将进一步推进数字预认证计划工作的进行。

（3）传统监管模式——售前审查模式的完善

传统上，FDA通过适当的售前途径审查医疗器械，例如售前许可《当前FDA针对510（k）软件修改的基于风险的方法指南》，但FDA的传统医疗器械法规范式并非针对自适应人工智能和机器学习技术而设计。根据FDA当前的软件修改方法，FDA预期对设备进行的许多此类人工智能和机器学习驱动的软件更改可能需要进行售前审查。

2019年4月，FDA发布《关于修改由人工智能/机器学习（AI/ML）技术驱动的医疗器械软件（SaMD）变更的监管框架——讨论稿及征求意见》，为提供人工智能和机器学习驱动的软件的售前审查方法奠定基础，介绍了利用现有售前计划，并依赖于IMDRF的风险监管原则、FDA的利益风险框架、软件修改指南中描述的风险管理原则以及基于组织的总产品生命周期方法的售前审查方法。这种方法在数字健康软件预认证程序中得到体现。

（4）医疗人工智能产品进入临床应用的法律标准和技术要求

2017年5月，FDA组建了由软件工程师和开发人员、人工智能技术专家、云计算专家等专家组成的专门致力于数字化医疗和人工智能技术审评的新部门。该部门的任务是为FDA制定规范和标准，以快速高效地审评越来越多涌入FDA大门的人工智能产品和有机器学习功能的医疗健康设备、器械或医用软件等。该部门也将重新规划智能医疗机器人、有机器学习特质的医疗设备应当采用哪种途径监管和审批。无论FDA最终决定该医疗人工智能产品的审评程序如何，由于目前各个审评部门存在职责分散、标准不统一问题，因此，该部门还需要协调FDA不同部门之间的合作，以打破FDA内部技术壁垒和协作障碍，把彼此相通的人工智能技术、数字化医疗健康产品，作为跨领域应用的智能化产品或人工智能技术进行规范化审评监管。

2019年1月，美国《自然医学》（*Nature Medicine*）杂志发文称，FDA批准的由人工智能驱动，由于图像解读的专利医疗算法数量正在迅速增加。因此，FDA必须构建完善高效使用的验证标准以面对大量医疗人工智能产品的评审工作。

2. 欧盟《医疗器械法规》（MDR）中的监管

MDR法规第十三条第一项中明确规定，对于植入式装置和Ⅲ类装置，除定制或试验装置外，制造商应编制安全性和临床性能总结。

MDR对制造商要求变得更高，制造商应该建立、编制、实施和维护好风险管理体系；需要完善质量管理系统、上市后监测系统，并按规定要求进行临床评估或上市后临床随访。

该法规第十五条中还说明了合规负责人这一制度要求，即制造商应在其组织内至少安排一名具备医疗器械领域所需专业知识的人员负责合规工作；小微型企业不要求组织内有负责合规的人员，但应有该人员长期和持续为其服务。

在申请注册的一系列流程中，符合性测试是对于医疗器械产品上市的实质性测试，制造商需要通过进行符合性测试来证明医疗器械符合IVDR或MDR的要求，其余流程则属于程序性内容。符合性测试由第三方公告机构进行评估。上述公告机构由成员国指定和监督，并受欧盟控制，例如英国药品和医疗保健监管局。对于IVDR，所有B类、C类和D类设备均由第三方公告机构进行符合性测试，而A类产品则由制造商自行认证；而对于MDR，Ⅱa类、Ⅱb类和Ⅲ类需要进行测试，Ⅰ类则是自行认证。在公告机构进行合格评定后，颁发合格证书，有效期为5年。

有一个已经注册为医疗器械的医疗人工智能产品的例子：Aidence，一家荷兰公司于2018年9月11日完成了其医疗人工智能产品Veye Chest version 2的注册。该产品主要用于进行CT图像分析、检测并描绘肺结节特征，以辅助放射科医生进行肺结节诊断。该产品是作为Ⅱa类医疗器械，按照MDR相关规定进行注册的。

MDR将增加公告机构上市后监督权力。通过例行检查，以及产品抽样检查和产品测试强化欧盟的执法体系，并有助于降低不安全器械的风险。另外，很多情况下还要求器械制造商每年汇报器械的安全和性能信息。

医疗器械的上市后监督变得更加严格，尤其是Ⅲ类和可植入医疗器械，他们需要有更严格的临床证据；如果没有，则制造商需要开展临床调查工作。另外，还要求器械制造商收集并保留上市后临床数据，借此持续评估潜在安全风险。另外，根据MDR规定，所有目前已经获得审批通过的器械须按照新要求重新进行认证，不存在"不受新规定限制"的条款。

制造商进行上市的临床随访时，应当主动收集和评估临床中使用的数据与设备投入使用的目的，确认设备的预期寿命和性能，确保使用设备的风险在所控、所接受范围内，并发现新的潜在风险。

3. 日本医疗器械监管体系

1960年，日本国会通过《药事法》，2002年7月日本政府全面修订《药事法》，修订后的《药事法》于2005年全面实施。在医疗器械方面，增加新型生物产品管理条例、对低风险医疗器械的第三方认证体系以及厚生评审高危医疗器械的优先权。

在日本，厚生省根据《药事法》对医疗器械进行管理。厚生省在药物局内设医疗器械课进行行政管理，并会同监督指导课一起进行质量体系检查。日本国立卫生实验所设立疗品部，对医疗器械进行技术复核和相关研究工作。《药事法》将医疗器械分为四类，分类是按照全球协调组织（GHTF）的分类法而定。一类医疗器械称为一般医疗器械，二类医疗器械称为控制类医疗器械，三类和四类医疗器械称为严格控制类医疗器械。《药事法》规定，每一种产品都必须取得厚生省的生产或入市批准。生产厂还需取得地方政府的生产或入市许可。《药事法》对一类医疗器械和某些二类医疗器械的生产不需要预批准。但大多数和所有的三类、四类医疗器械产品，则要求需经厚生省批准。一类医疗器械，须获得地方的入市销售许可，这类器械不需要获得厚生省的入市批准，厚生省对它们的入市也不作管理规定。二类医疗器械需由第三方进行认证。第三类和四类医疗器械将受到严格的管理，并须获得厚生省的入市销售批准。

1989年，厚生省药务局颁布了《医疗用具质量体系》，质量体系检查由都、道、府、县的药事监督员进行。日本的药事监督员，在执行药品检查的同时执行医疗器械质量体系的检查。医疗器械上市后，要求获得生产批准和入市许可的公司须具有质量控制体系和售后安全控制体系。入市许可每5年更新一次。根据新《药事法》，对初次获得批准的医疗器械，经一定时期后，要重新审查。新设计的、结构新颖的或采用新原理的医疗器械，在获得初次批准后第4年，须接受再次审查。具有新效力、新用途或新性能的医疗器械则在获得初次批准后第2年，须对之进行复审。

日本的医疗器械分类制度主要基于日本的医疗器械命名法规，该命名法规与美国或者欧盟使用的分类体系多少有些区别。截止到2005年4月，第三方注册认证机构（RCB）被允许评估二类医疗器械，并为在日本合法出售医疗器械出具营销证明书。医疗器械在获得认证之前必须证明符合具体日本行业标准（JIS），该标准定义了产品安全和性能要求。另外，生产商必须在每一个生产场地实施质量管理体系，该质量管理体系须接受年度审核。各家公司还必须注册其生产场地，从日本药品与医疗器械管理局获得外国生产商认证（FMA）。外国生产商认证的申请必须以日语提交。同时，日本境外的生产商必须委托一家持有营销授权的公司，并且该公司的本部须位于日本，作为认证医疗器械的负责方。

通过对各个国家监管状况的对比分析可知，目前各国对于人工智能医疗器械的监管都处于初期探索阶段，都未形成体系化、规范化的管理制度，相比较而言，美国在监管方面的工作更多，在这一方面也走在了国际前列。

（三）数据规范管理

1. 美国HIPAA为主的隐私保护体系

1996年美国颁布了HIPAA和技术标准，该法案旨在建立保护病人隐私的法律框架和法律标准，提升整个卫生行业的标准化水平。HIPAA明确规定了侵犯病人隐私行为人应面临的法律责任，彻底改变了医护人员处理在医疗实务所获信息的方式。法案确定了：第一，知情同意制度，即确保病人的医疗隐私信息始终处于安全状态，其他主体在没有得到病人的明确同意之前，不得披露、公开或泄露病人的医疗隐私信息。当然，立法同时规定了例外情况：在涉及治疗、付款以及卫生保健实务时，受该法规制的主体可以在未经病人明确许可或是病人明确表示反对的情况下，使用或披露受保护的健康信息。第二，管理简化制度（Administrative Simplification，AS制度）。HIPAA规定，在医疗信息的电子传输和编码领域应当制定统一标准，在电子卫生保健交易领域也应当建立国家标准，以便实现数据兼容。此外，AS制度还要求制定针对健康保险提供方、健康保险计划以及雇主三者的国家标识。第三，病人的医疗记录查看权制度。根据HIPAA，病人有权在任何时候查看他们的医疗记录。病人查看权制度保证了病人对自己医疗记录内容的知情权。但是，查看权的内容不仅局限于此，法律进一步规定，如果病人发现医疗记录信息有误，有权要求改正错误信息，这客观上确保了医疗信息的正确性。第四，最小化程度披露制度。HIPAA规定，有关主体搜集、使用、披露信息时，在满足其目的条件下，应该以最小化程度的方式实施上述行为，即涉及的信息量尽可能地最少化，对病人的影响尽可能地最小化。这一制度旨在有关主体所接触的病人隐私信息只局限于治疗行为（或者在法律所允许的情况下进行科学研究行为）所必需的信息，不对与上述目的无关的病人的其他隐私信息进行窥探。但作为保护病人隐私权领域的主要法律规范，HIPAA的适用范围应该涵盖所有接触到病人隐私信息的主体，但制药企业、公共卫生机构等就不受 HIPAA 的规制。

根据HIPAA的授权，美国健康与人类服务部（Human and Health Service，HHS）制定了《HIPAA隐私规则》（以下简称《规则》）。该《规则》主要保护"可识别为个人身份的健康信息"，存在以下特征之一即属于可识别个人身份的健康信息：第一，该等信息能揭示信息主体身份（如载明信息主体的姓名、地址、电话、电子信箱等可以立刻识别出身份的信息）；第二，有充分理由相信该信息可以间接揭示信息主体身份（如该信息虽未载明信息主体的姓名或地址，但通过该等信息可拼凑出信息主体的特征与图像，间接揭示个人身份，且无须耗费大量的金钱和时间）。若该等信息无法直接揭示信息主体身份，且并无充分、合理的理由相信该等信息可以间接揭示信息主体身份，则是"不可识别个人身份的健康信息"。为了便于操作，《规则》同时规定了个人健康信息"去身份化"的判断标准：第一，通过技术处理使个人身份无法辨认或辨认可能性极低；第二，移除可识别个人身份的信息。

规则作为HIPAA的附属法例，效力所及机构与HIPAA并无二致，即诊疗护理服务提供者、医疗保险人、诊疗护理信息交换中心。2009年《健康信息技术与经济及临床健康法》颁布后，这三类机构的业务合作伙伴（机构的代理人或者机构参与的体制性诊疗护理计划的代理人）也直接受到HIPAA的约束。

《规则》就个人健康信息的保护主要集中于信息的"使用"和"披露"环节。在规则制定措施的过程中，主要基于：第一，消费者为控制者，消费者不应该为了获得诊疗护理服务而交易其隐私；第二，界线，健康信息的披露应该仅限于诊疗护理的原因；第三，安全，必须让消费者具有其健康信息会被保护的信心；第四，负有法律责任，对于信息的滥用进行制裁；第五，公共责任，隐私应该被平衡于支持医学研究与法律执行之间，这五项原则。采取通知、限制、授权、豁免、知情、接近、订正、安全、执行、救济等措施。此外，HIPAA并非与民事责任法律体系分道扬镳，而是与民事责任法律一同建立起既能有效预防、减少事故的发生又能充分、及时补偿受害者的综合性法律体系。

2. 英国数据保护法案

维护公众对其数据安全使用的信任对于人工智能的广泛应用而言至关重要。数据是人工智能的基础设施，规范数据的获取与使用，使数据在安全可控的范围内运行，这为人工智能系统的运行提供了一个基本框架。

英国通过了《2018年数据保护法案》（Data Protection Act 2018），在该法案中政府表示完全支持数据在人工智能和机器学习中安全使用。同时，法案也包含一些必要的保障措施，确保有严格的规定来规范自动化处理过程。

英国国家医疗服务体系（NHS England）和英国卫生与社会保障部（Department of Health and Social Care）致力于与公众和行业代表合作，探索如何最大限度地为公众提供医疗保健数据。NHS持有的所有患者数据都在法律框架内处理，并满足共享信息的严格参数和国家数据监护人制定的安全标准，这意味着，患者信息将永远不会用于市场营销或保险目的。英国政府承诺继续支持研究人员获取患者信息，开展改善人类健康和护理的研究。同时也要求研究人员尽可能使用匿名信息，并符合国家数据保护机构制定的标准。当以这种方式获取信息时，研究人员常常要为提供信息的管理成本付费。

基于这一思想，英国政府计划建立数据信托机构，以促进组织间的数据共享。数据信托是在数据伦理与创新中心的指导下发展起来的，它是指设立一个机构作为那些数据被存储的人的代表来管理和规范数据的使用，个人资料包含在数据信托机构的个人无法表达自己的意见，这就要求数据信托机构一定要保障他们的个人利益及信息安全。目前英国政府正在进一步探索如何构建数据信托机构的管理框架保护敏感数据，完善数据保护的职责机制，尽量规避数据使用风险，让数据真正能够安全有效地使用。

巨头公司在用户数据获取的手段和形式上远远超过中小型企业，为防止寡头垄断的产生，人工智能办公室、数据伦理及创新中心和人工智能委员会在咨询有关政府部门后，一直在探讨如何让包括中小型企业在内的各类企业公平使用公共数据。目前看来，数据信托似乎是一个不错的选择，该机构可以帮助中小企业集中资源，合理获取数据，并共同对数据进行预处理，让他们具有和成熟企业竞争的机会，在英国政府发布的《消费者市场现代化绿皮书》中，明确提出政府支持在受监管的市场中实施数据移植，以加强竞争。也只有在充分的公平竞争下，才能培育出一个更加健康的人工智能和数据业务生态系统。

3. 日本医疗保健数据管理

在日本，国家医疗保险系统中创建了大量的健康数据，该医疗保健数据不仅由患者提供，而且还以社会保险费和税金的形式广泛地向公众收集。为防止健康数据泄露，日本计划利用人工智能来发展"医疗人工智能发展生态系统"。

目前，在很多情况下，人工智能研究人员和开发公司很难访问进行人工智能研究开发以及与医疗机构进行个别研究合作所需的监督数据，数据获取成本是人工智能开发人员面临的主要障碍之一。对此，日本计划构建数据库，帮助加快医疗人工智能开发速度并降低开发成本，并且还将尝试创立人工智能的风险公司，以此激活医疗保健领域的人工智能开发。

为改善访问医疗保健数据的现状，日本提出"创建，接连和开放"的理念。"创建"：使用人工智能时，不仅要进行与人工智能相关的个人开发，而且要收集标准化和结构化的健康数据。"连接"：关于收集的健康数据，可以通过逐个患者连接各种类型的信息来创造新的价值。例如，如果将来将超高清视频系统投入实际使用，将把通过显微镜检查获得的图像与通过内窥镜收集的组织的病理学信息相关联，从内窥镜图像高精度地估计病理学等级分类。"开放"：重要的是不允许特定的公司/组织或研究人员应用医疗数据。另外，政府有义务创建一种环境，通过在行业—政府—学术界的合作下收集和开放数据来促进卫生保健数据的平稳分配，将收益反馈给人工智能开发人员；还需要构建一个系统，可以在利用诸如医疗费用的框架的同时连续收集医疗保健数据而不会给医疗保健领域增加负担。

目前，日本病理学会正在构建的系统有助于连续收集健康数据。该系统将病理标本和病理组织从没有病理学家的医疗机构发送到数字化医疗机构，数字化医疗机构对病理标本等进行数字化处理，并确保安全性（用于高级网络攻击，对其进行监视，以便可以对其进行阻止和隔离，并确保防御的有效性）。通过云技术，日本各地的病理学家可以进行诊断，形成可用的病理学家执行诊断，并将诊断结果返回给没有病理学家的医疗机构。如果能够实现这种机制，病理标本的数字数据将自然地积累起来，从而建立起数据库。

收集的数据还需要清洗、匿名或其他必要的处理。这要求创建数据收集的标准及激励制度，确保数据收集的高质量；需要促进自然语言处理技术，以便从电子病历编写的文本中以低成本生成数字化数据。另外，维护和管理高质量数据库需要一定水平的成本，为了建立医疗保健人工智能开发生态系统，有必要构建一种未来不依赖国家支出的机制。从受益者负担的角度来看，数据库管理员可以向监督数据的人工智能开发公司/研究人员等收取因数据库维护所支付的最低的必要费用。

在数据规范管理方面，美国1996年就颁布了HIPAA来保护患者隐私，该法案是近30年来最彻底的医疗保健立法，后期经过多次修改，与其他相关法律形成了以HIPAA为主体，其他法律为补充的伞状立法体系；欧盟2016年通过了GDPR，该法案堪称史上最严格的数据保护法案，该法案的生效意味着欧盟对于个人信息数据有了严格的保护措施；英国通过了《2018年数据保护法案》，该法案表示要采取一些必要的措施来确保有严格的规定来规范人工智能的自动化处理过程。英国还计划建立数据信托机构对数据进行统一管理；在日本，国家医疗保险系统中创建了大量的健康数据，医疗保健数据是整个日本的共同财产。经过匿名和其他必要处理后，收集的医疗保健数据可以提供给日本的人工智能开发人员和研究人员，并由其使用，并将结果返回给患者和公众；在中国，数据监管起步较晚，目前还没有专门针对数据保护的法律规范。2016年，国务院办公厅发布了《关于规范和促进医疗健康大数据应用发展的指导意见》来规范大数据时代的数据使用情况；2019年11月工业和信息化部又对应用软件过度索取用户信息的情况加以整治，我国对数据的规范管理正在进一步加强。

四、对我国人工智能在医疗健康领域应用监管的法律政策建议

（一）完善相关立法

医疗人工智能产品的发展需要政府的规制和引导。目前，我国对医疗人工智能产品的监管在法律层面还很欠缺，指导意见及其他规范性文件居多，效力层级低且难以形成高效有力的监管制度体系，医疗健康领域人工智能应用发展的政策法规、标准体系亟待完善。为保障人工智能技术在医疗领域规范、有序地发展和应用，必须加强并完善医疗人工智能研发、应用相关的立法，加强信息安全、隐私保护等重点领域立法，重点关注医疗健康领域人工智能的准入和监管，明确医疗数据归属权、使用权，加强数据安全，加强对隐私权的保护，明确相关主体的权利义务关系及法律责任。

（二）加强监管与保护创新并重

医疗健康领域人工智能的应用相关制度构建既要努力助推创新发展，又要坚决守住公众安全的底线；在严格事前准入监管的同时，要突出医疗健康领域人工智能应用的事中、事后监管，以确保在加强监管的同时鼓励和保护创新，在促进人工智

能在医疗领域应用的同时，保障人民生命健康安全。首先，完善事前审批。目前，我国人工智能医疗器械分为三类进行管理，国家药监局制定并实施创新医疗器械特别审批程序，以加快创新器械的注册审批。但医疗人工智能产品的审批依据、审批标准都需要进一步的确认与细化，必须制定一套科学、合理、明确的分类标准，明确各类产品的风险等级、入市的法律标准，做到许可准入、服务准入、价格准入、医保准入等多维度全环节的监督制度构建。其次，加强事中监管。明确政府、医疗机构、企业等相关主体的权利义务关系，发挥其在医疗人工智能产品上市后监管、使用中评估，产品更新迭代等方面的积极作用。最后，严格事后监督。明确相关责任主体的法律责任，完善救济途径，促进医疗健康领域人工智能的应用。

（三）制定和完善医疗健康领域应用人工智能的标准

明确医疗健康领域人工智能应用的规范及标准，切实保障人民的生命健康权；制定一套科学、合理、明确的分类标准，明确各类产品的风险等级、入市的评价标准，从而最大程度上降低其出现医疗事故的风险。在美国，医疗器械按照风险程度划分为三类；而医疗器械的风险等级的划分则需要综合考虑处理对象的风险严重程度、所需数据标准化程度及所采用算法的成熟程度和公开程度等因素；欧盟将医疗器械的监管划入欧盟理事会的医疗器械指令中管理，要求医疗器械要合法的投入欧洲市场，必须满足指令的要求并申请CE认证。并采用唯一性器械标识机制，便于安全风险监管。目前，虽然中国在人工智能应用场景和数据使用等方面更加丰富，但我国医疗健康领域人工智能产品通常是按照传统医疗器械的监管思路予以监管，缺乏设定对人工智能医疗产品专门的分类标准、风险等级划分标准、入市的评价标准，不利于监管制度的具体实施。此外，不明确的标准规范也阻碍了医疗健康领域人工智能的广泛应用和创新发展。

（四）构建医疗健康领域人工智能应用的专门监管机构

目前，我国医疗健康领域人工智能产品的监管由国家药监局负责。在美国，为保障人工智能相关领域的科技发展和市场应用、监管治理，成立了机器学习与人工智能分委员会，人工智能特别委员会。欧盟引入第三方的公告机构，作为独立的第三方对医疗器械进行审批。因此，为研究和解决医疗健康领域人工智能应用的重大问题和重大事项，同时保证相关制度规范的落实，明确相应主体的准入及资格审查，保障医疗健康领域人工智能应用的安全、有效和创新，应当建立人工智能治理监管的专门机构、委员会或中心，明确各环节中各主体的权利义务，解决医疗健康领域人工智能发展应用支持性政策落地难的问题，加强相关部门之间的政策衔接、上下联动，促进政策链条形成，实现互联网医院赋能基层，实现分级诊疗的改革目标。

（五）明确数据权属及使用界限，助推医疗健康领域人工智能应用

医疗人工智能的发展离不开患者医疗健康数据的驱动，我国将医疗健康数据定位为重要的基础战略资源，但尚未出台法律、政策明确数据的归属权、使用权以及解决数据脱敏等问题，从而影响数据共享，医疗数据对医疗健康领域人工智能应用的基础性作用难以发挥，企业在所有权、使用权不明晰的情况下难以使用数据研发产品，数据安全以及隐私保护等敏感问题及责任风险使得医院缺乏动力探索数据共享方式。欧盟通过了GDPR对个人信息加以保护；美国则以HIPAA法案为主干，形成了伞状立法体系以保护隐私。目前，虽然我国出台了多部加强网络信息安全的政策文件，但依旧缺乏对医疗领域数据安全规范管理的政策文件，医疗健康领域人工智能的应用发展受到阻碍。建议明确医疗健康数据的权利归属及使用界限，建立数据从获取、存储、传输、管理、共享到应用的各个环节的具体标准，强调医疗健康领域人工智能应用的数据收集，加快建设用于审批的标准数据库，加强数据治理，助推医疗健康领域人工智能应用。

医疗健康领域人工智能的研发与推广研究[①]

一、研究背景

国务院印发《新一代人工智能发展规划》（以下简称《规划》）中提出了面向2030年我国新一代人工智能发展的指导思想、战略目标、重点任务和保障措施，部署构筑我国人工智能发展的先发优势，加快建设创新型国家和世界科技强国。《规划》指出，人工智能作为新一轮产业变革的核心驱动力，必须加快其在各个行业的深度应用。

《中国新一代人工智能发展报告2019》显示，中国人工智能发展已在部分方面具有优势。具体体现为，中国人工智能论文发文量全球领先，企业数量等多项指标居全球第二。2013～2018年，全球人工智能领域的论文文献产出共30.5万篇，其中中国发表论文7.4万篇。在全球居前1%的人工智能高被引论文中，中国居全球第二。在全球高被引前100篇论文中，中国有16篇入选。此外，据相关机构统计，截至2018年底，全球共成立人工智能企业15916家，其中中国人工智能企业数量为3341

[①] 本报告作者为北京大学第三医院姜雪、董轩、何培欣、刘一逸。

家，位居世界第二位[①]。

人工智能作为驱动新一轮科技革命的引擎，其发展推动着国家经济转型，产业结构升级。近年来我国人工智能产业蓬勃发展，其发展速度在全球名列前茅，发展态势乐观。国家出台了一系列相关政策推动人工智能产业发展，推动人工智能产业集聚。新一代人工智能技术在各类产业中开始广泛应用。根据中国信通院数据研究，从产业规模角度，2018年我国人工智能产业在市场规模上达到250亿元，同比增加67%。其中，以生物、视频、图像等识别技术为主的计算机视觉方面的市场占比大。根据国家人工智能发展规划，预计2020年，产业规模超过4000亿元，带动相关产业规模超过5万亿元[②]。

《规划》指出，要"围绕教育、医疗、养老等迫切民生要求，加快人工智能的创新应用"[③]。国家大力支持人工智能的发展，医疗健康领域正成为我国人工智能研究和应用的一个重要领域。在我国医疗资源供给不足、分布不均衡、医疗改革逐步推进、分级诊疗逐步落地的背景下，政府出台多项政策文件推动医院病历电子化、数字化以及人工智能的落地，人工智能在医疗健康各细分领域逐步落地，在疾病诊疗、医学影像、健康管理、药物研发等多个方面呈现出广阔的应用前景及巨大的应用发展潜力[④]，人工智能技术在医疗行业进行的诸多探索呈现出巨大的发展潜力。

新冠肺炎疫情是中华人民共和国成立以来在我国发生的传播速度最快、感染范围最广、防控难度最大的一次重大突发公共卫生事件。疫情初期，工信部发出倡

[①] 科技部新一代人工智能发展研究中心：《中国新一代人工智能发展报告2019》。

[②] 任恒娜：《我国人工智能产业发展的若干问题研究》，《经济研究导刊》，2019（24）：29-31.

[③] 国务院：《国务院关于印发新一代人工智能发展规划的通知》，2017年7月8日印发并实施。

[④] 董星宇、陈敏：《医疗人工智能发展存在的问题及对策》，《医学与社会》，2019，32（5）：80-82.

议，全国各地要充分发挥人工智能赋能效用，协力抗击新冠肺炎疫情。倡议书提出，充分挖掘新型冠状病毒感染肺炎诊疗以及疫情防控的应用场景，攻关并批量生产一批辅助诊断、快速测试、智能化设备、精准测温等产品，助力疫病智能诊治，降低医护人员感染风险，提高管控工作效率。优化人工智能算法和算力，助力病毒基因测序、疫苗/药物研发、蛋白筛选等药物研发攻关。人工智能技术可以在突发公共卫生事件中发挥快速体温检测、大数据防控、机器人接待、医学影像判读等作用，体现人工智能技术在突发公共卫生事件中发挥作用的新趋势。

二、人工智能在医疗领域的应用演进

艾伦·图灵最早提出机器能够模拟人类行为和实际思考的可能性，并开发了图灵测试来区分人类和机器。约翰·麦卡锡在1956年的一次会议上提出人工智能（Artificial Intelligence，AI）这个术语。从那时起，计算能力由即时计算发展至实时评估新数据的能力。如今，人工智能以多种形式融入日常生活，人工智能也开始被纳入医学中。随着先进的统计和机器学习为人工智能的快速发展奠定基础，人工智能在医疗领域的应用从最初的医学决策支持系统渗透至多方面，通过加快处理速度和实现更高的准确性为提供更好的整体医疗服务开辟了道路。

（一）人工智能相关概念

艾伦·图灵提出机器是否会思考的问题，并提出了重要的衡量标准——"图灵测试"，指出如果一台机器能够与人类对话且不被辨别出其机器的身份，那么这台机器就具有智能的特征。1956年美国达特茅斯学院的约翰·麦卡锡教授等人发起了"达特茅斯会议"，首次使用了"人工智能"概念，当时的目标在于使机器能够读懂语言，形成抽象思维，解决人们目前的各种问题，并能自我完善[①②]。

长期以来，让机器更加智能从而使人类从繁重的劳动中解脱，一直是推动全球技术进步和产业创新的不竭动力。自1956年科学家首次提出人工智能的概念以来，经过多年的探索发展，人工智能已经成为当今世界最具创造力、活跃度和最富想象力的科技产业领域。

人工智能是研究开发能够模拟、延伸和扩展人类智能的理论、方法、技术及应用系统的一门新的技术科学。从概念实质来看，人工智能是利用计算机模拟实现人思维的技术统称，赋予机器人特有的视听说以及大脑抽象思维能力，尤其体现为判断、推理、证明、识别、学习和问题求解等思维活动。就内涵而言，人工智能包括脑认知基础、机器感知与模式识别、自然语言处理与理解以及知识工程等方面；就外延而言，它是机器人与智能系统科学的应用技术，包括工业机器人、农业机器人、服务机器人等各类机器人以及智能交通、智能制造、智慧医疗、智慧城市等[③④]。

（二）人工智能在医疗领域的发展

20世纪70年代，研发人员主要利用具有临床诊断知识的医学专家系统，由系统模拟临床专家的临床诊疗思路，根据病情提取诊断线索，从而提出辅助诊断方案。1972年，英国利兹大学研发了用来辅助腹部疼痛诊断的人工智能系统AAPHelp，该系统主要是用于腹部剧痛的辅助诊断以及手术的相关需求，是资料记载的人工智

---

① 孔祥溢、王任直：《人工智能及在医疗领域的应用》，《医学信息学杂志》，2016，37（11）：2-5.

② 顾险峰：《人工智能的历史回顾和发展现状》，《自然杂志》，2016，38（3）：157-166.

③ 刘凌旗：《中美人工智能垂直应用及产业趋势研究》，《经济师》，2019（7）：49-50.

④ 李德毅院士：《人工智能的内涵与外延》。

能系统在医疗健康领域的最早应用①。1974年，美国匹兹堡大学研发了INTERNISTI系统，该系统主要用于内科复杂疾病的辅助诊断。1976年，美国斯坦福大学开发了MYCIN系统，该系统是用于治疗血液感染的人工智能原型程序，对感染性疾病患者进行诊断，提出抗生素处方。此外，美国罗格斯大学开发的CASNET/Glaucoma，麻省理工学院开发的PIP、ABEL，斯坦福大学开发的ONCOCIN等相继问世②。

中国的医学专家系统开发始于20世纪80年代初，1978年北京中医医院关幼波教授与计算机科学领域的专家合作开发了"关幼波肝病诊疗程序"，第一次将医学专家系统应用到我国传统中医领域。1986年，我国骨科学专家林如高教授团队协助福建中医学院与省计算中心，将林如高医学思想输入计算机，开发出当时居国内先进水平的"林如高骨伤计算机诊疗系统"。1992年，中国中医研究院和中国科学院软件所共同研发出"中医诊疗专家系统"。1997年，上海中西医结合医院与颐养圣计算机公司联合开发了具有咨询和辅助诊断性质的"中医计算机辅助诊疗系统"③。

进入21世纪后，政策、资本、社会、技术等方面优越的发展条件，推动了人工智能在医疗领域的快速发展。人工智能在医疗健康领域得到了更多应用，包括影像识别、辅助诊断、药物研发、生物医疗、营养学等。国内外科技力量也陆续开始了人工智能技术在医疗领域的布局。例如，深度思考健康（Deep Mind Health）通过和英国国家医疗服务体系NHS（National Health Service）展开合作，访问NHS的患者数

---

① 印宏坤、黄皓、林强、颜子夜：《拓展医疗人工智能的新疆界》，《人工智能》，2018（4）：88-96.

② 钟文艳：《美国智能医疗产业发展现状分析》，《全球科技经济瞭望》，2017，32（6）：38-44.

③ 李鸿浩、段伟文、陈蕾、蒲晓蓉、柳岸、郑尚维、文进：《医疗人工智能技术研发与应用的伦理、挑战和对策——以我国大型公立医院为例的思考》，《人工智能》，2019（4）：70-78.

据从而进行深度学习，训练有关脑部癌症的识别模型[1]。

微软将人工智能技术应用于医疗健康计划Hanover[2]，寻找最有效的药物和治疗方案。2016年《美国医学会杂志》（*JAMA*）刊登了谷歌的研究——利用深度学习诊断糖尿病视网膜病变。谷歌的这款算法甚至超过人类医师。2017年《自然》（*Nature*）刊登了斯坦福大学的研究，借助 CNN（深度卷积神经网络），人工智能系统的皮肤癌鉴定水平与皮肤科医生相当。2017年国内某科技公司推出了应用在医学领域的人工智能产品，该产品把图像识别、深度学习等领先的技术与医学跨界融合，可以辅助医生对早期肺癌进行筛查，有效提高筛查准确度，促进准确治疗，其开发的人工智能技术优图对早期肺癌的特异性和灵敏度均达到较高水平。另一个例子为国内某科技公司对外发布了一款医疗人工智能产品，该产品通过海量医疗数据、专业文献的采集和分析，模拟医生问诊流程，提出诊疗建议，并与多家医院及第三方医学影像中心建立了合作伙伴关系，重点打造医学影像智能诊断平台，提供三维影像重建、远程智能诊断等服务。

随着人工智能技术逐渐成为影响医疗健康领域发展、提升医疗服务水平的重要因素，除科技行业利用人工技术深入医疗领域外，医疗机构也逐步开启医疗人工智能的研发。梅奥诊所、麻省总医院、克利夫兰诊所、约翰霍普金斯医院等美国顶级大型医院已经与人工智能科技公司展开各类医疗人工智能技术的研发。这类技术包括辅助影像诊断、预测心脑血管疾病、制订个性化癌症治疗方案、预测性健康管理、医生与病人或其他医生交流信息、语音录入病历、医院运营流程管理等。欧洲、美国、日本等发达国家和地区的大型医院还将人工智能技术用于药物研发、医疗机器人、生物技术创新、监测健康与预防紧急情况等。从2011年开始，美国安德森癌症医院将人工智能用于肿瘤循证诊断，其诊断准确率为

---

① Mustafa Suleyman. Working with the NHS to buildlifesaving technology.

② James Vincent. Microsoft announces new AI-poweredhealth care initiatives targeting cancer .

70%～80%。2017年底，克利夫兰医学中心将人工智能技术用于协助医院管理人员进行运营决策。

三、人工智能在医疗领域应用的现实意义

人工智能系统能够监控和分析大量医疗信息，有效使用可帮助医疗专业人员更快地完成任务，提高效率，使其可以履行其他更具有价值的职责。飞利浦发布的2018年未来健康指数（Future Health Index 2018）显示，与人口规模相比，中国医疗服务可及性相对落后。随着我国人工智能技术的日益精进，越来越多关于人工智能研究成果发表，围绕人工智能未来展开的讨论越来越深入，人工智能技术在我国医疗领域的应用呈现出积极的发展态势。中国政府致力于提升面向全民的医疗服务水平，医疗人工智能技术有望成为改善医疗服务的有力工具。

发展中国家面临着高疾病负担、医疗卫生资源较薄弱等问题，在此情形下，人工智能技术的合理运用有望在缓解医疗资源分布不平衡的矛盾、提升医疗服务效率和质量、缓解医疗支出压力等方面发挥作用。

现实中，医疗人工智能在众多应用场景已经走出了实验室，进入了商业化落地阶段。凭借深度学习、计算机视觉、自然语言处理等领域的先进技术，人工智能可以为多个科室提供临床诊疗辅助诊断和智能管理，在各种场景的共同作用下缓解资源紧张等问题。在辅助医生诊断方面，人工智能可以利用图像识别技术，通过学习大量医学影像，辅助医生进行病灶区域定位，提升诊疗效率及诊断准确性。将人工智能辅助诊断技术应用在某些特定病种领域，也可以代替医生完成疾病筛查任务，从而节约人力资源，提升医院运营能力。在健康管理方面，以人工智能技术为核心的智能体检应用、健康管理辅助设备、健康服务终端、咨询服务平台等，能够实现对自身健康的管理，使得初步自查自诊、个性化健康管理模式

等成为可能，减少对医疗资源的占用。现阶段，分级诊疗的难点在于基层医疗服务水平薄弱，造成分级诊疗难以落实。人工智能的引入有望将顶尖医学专家的知识和临床经验进行快速复制，为基层医生提供有效、实时的决策支持，提高广大医务人员的临床能力。此外，人工智能可以监控和分析大量医疗信息，可在预防医学中发挥一定作用。例如根据病人的临床记录进行风险提示，当确定患者出现风险需要加以干预时，主动建议患者进行医师咨询，实现分级诊疗。人工智能还可应用于药物开发的不同环节，包括新药开发、药物有效性和安全性预测、构建新型药物分子、筛选生物标志物、研究新型组合疗法等。人工智能中的深度学习和其他人工智能算法技术，可完成疾病筛查任务，节省研发成本，避免代价高昂的临床试验失败，推动药物研发转型升级，提高工作效率，减少人力成本。未来，人工智能技术将围绕医疗生态体系，在跨领域合作、提供整合式医疗服务、优化医疗服务价值等方面发挥作用，通过服务质量提升、服务模式创新，推动医疗体系各方的变革和提升。

四、人工智能在医疗健康领域的主要应用场景

人工智能在医疗健康领域的应用，实质上是对大量医学诊断信息进行提取归纳，将医生临床实践经验总结为规范化的精细流程准则，实现对患者临床状况的精准判断。随着人工智能在语音识别、图像识别和自然语言处理方面取得了重大进展，基于丰富的数据和深度学习，人工智能在医学诊断中的潜在应用已经被逐步证明。此外，在健康领域，人工智能可以驱动许多移动监控设备和应用程序，而移动设备将创建大量的数据集，为基于人工智能的健康和医疗工具的开发开辟新的可能性。目前医疗人工智能的应用主要分为临床应用和医学研究两大方面。临床应用方面分为患者健康管理及医生临床决策支持，包括健康管理平台、合理

用药、人工智能虚拟助理、医学影像辅助诊断等相关应用。医学研究则利用数据提取、模拟试验，进行药物研发、特定病症病因分析与治疗等相关研究[①]。

（一）人工智能虚拟助理

自然语言处理是人工智能领域中的一项重要研究，即对人们日常使用的具有各种表示形式的语言进行分析与处理[②]。医疗领域中的人工智能虚拟助理是基于特定领域的知识系统，通过智能语音技术（包括语音识别、语音合成和声纹识别）和自然语言处理技术（包含自然语言理解与自然语言生成），实现人机交互，目的是解决使用者的某一特定需求。预问诊、分导诊、挂号等场景通常涉及大量重复简单的人力工作，而人工智能的虚拟助理采用智能机器人、人脸识别、语音识别、远场识别等技术，结合自然语言处理和知识图谱等认知层能力，根据患者描述的情况和诊疗需求进行分析，完成诊疗前分导诊、预问诊、诊疗引导等工作，提高诊前效率，改善患者就医体验。人工智能虚拟助理应用主要包括语音电子病历、智能导诊机器人及智能问诊。

1.语音电子病例

语音电子病历是基于语音识别的关键技术和海量的医疗数据，开发电子病历与检查报告智能语音录入、移动护理智能语音录入、非接触式智能语音数据交互系统，实现病历信息快速录入和输出，这减轻了医生的工作强度，节省了时间以集中于治疗过程本身，提高了工作效率与质量。香港德信2016年的一项调查显示，中国50%以上的住院医生平均每天用于书写病历的时间超过4小时，其中相当

① 孟晓宇、王忠民、景慎旗、朱甬倩、王剑、戴作雷、单红伟、唐明明、刘云：《医疗人工智能的发展与挑战》，《中国数字医学》，2019，14（3）：15-17.

② 赵君珂、张振宇、蔡开裕：《基于自然语言处理的医学实体识别与标签提取》，《计算机技术与发展》，2019，20（8）：1-8.

一部分医生书写病历的时间超过7小时[①]。例如国内部分放射科仍采用传统书写方式，通过专门记录员记录医生主诉内容，之后转录入电脑中，效率偏低。虚拟助理可将医生的主诉内容实时转为文本，录入到HIS、PACS、CIS等医院信息管理软件中，不仅提高了效率，而且促使医生将更多时间和精力用于与患者交流和疾病诊断。医疗人工智能可促使医疗病历向电子化方向积极转变[②]。

2. 智能导诊机器人

导诊机器人主要基于人脸识别、语音识别、远场识别等技术，通过人机交互，执行包括挂号、科室分布及就医流程引导、身份识别、数据分析、知识普及等功能。从2017年起，导诊机器人产品开始陆续在北京、安徽、湖北、浙江、广州、云南等地的医院、药店中落地使用。语音交互技术、自然语言识别技术的发展，使得导诊机器人可在一定程度上替医务人员分担导诊分诊的工作[③]。

3. 智能问诊

智能问诊是基于医患沟通效率低下与医生供给不足这两大难题，旨在通过智能问诊产品提升医患沟通效率。例如，智能问诊的预问诊功能可以先采集患者信息，方便医生快速了解病情，提升沟通效率，并为患者在离院后提供用药指导[④]。

---

① 亿欧智库：《2017人工智能赋能医疗产业研究报告》。

② 钟文艳：《美国智能医疗产业发展现状分析》，《全球科技经济瞭望》，2017，32（6）：38-44.

③ 刘红彦、闻智：《智能导诊机器人在综合性医院门诊的应用》，《中国卫生产业》，2017，14（26）：55-57.

④ 上海交通大学人工智能研究院、上海市卫生和健康发展研究中心、上海交通大学医学院等：《2019中国人工智能医疗白皮书》。

（二）医学影像

人工智能医学影像是基于计算机视觉技术在医疗领域的重要应用，旨在提升疾病筛查和临床诊断的能力。在数据量和计算量的驱动下，图像识别技术发生了质的飞跃。具体表现为人工智能医学影像能大幅增强图像分割、特征提取、定量分析、对比分析等能力，可实现病灶识别与标注、病灶性质判断、靶区自动勾画、影像三维重建、影像分类和检索等功能。具体应用领域包括眼底筛查、X线胸片阅片、脑区分割、脑疾病诊断、骨伤鉴定、骨龄分析、器官勾画、病理切片分析、皮肤病辅助诊断等。

人工智能医学影像是当前医疗人工智能最为成熟的应用场景[①]。以眼科为例，目前基于眼底照的人工智能算法对于眼底疾病、视神经疾病的诊断已经接近人类医师的水准。人工智能医学影像和诊断分级系统的结合，可引导不同疾病严重程度的患者到对应的医疗机构就诊，有效解决筛查需求与现有眼科医师数量严重不匹配的问题，拓宽眼病筛查人群的覆盖范围。人工智能算法可接入医院信息系统或医疗设备，表现为筛查系统、分析软件、检测诊断平台等，也可将算法软件集成到专业设备中，拍片后直接生成分析报告，例如眼底筛查一体化解决方案。人工智能技术在医学影像的应用主要包括病灶识别与标注、靶区自动勾画与自适应放疗及影像三维重建。

1. 病灶识别与标注

该类技术可针对X线、CT、MRI等影像进行图像分割、特征提取、定量分析和对比分析，帮助医生发现病灶，提高诊断效率。

---

① 严律南：《人工智能在医学领域应用的现状与展望》，《中国普外基础与临床杂志》，2018，25（5）：513–514.

2. 靶区自动勾画与自适应放疗

该类软件通过算法帮助放疗科医生对200～450张CT片进行自动勾画，手动逐一勾画需要大约4个小时，该软件用30分钟即可完成，可以有效减少射线对病人健康组织的伤害[①]。

3. 影像三维重建

影像三维重建产品应用最早始于20世纪90年代，但由于存在配准缺陷而使用率不高。随着人工智能的发展，采用进化人工智能算法，可以有效解决配准缺陷周期性复发的问题，实现更精准的影像三维重建。目前该领域的软件主要承载影像重构、3D手术规划的功能，能够最大化自动重构出患者器官真实的3D模型，与3D打印机无缝对接，实现3D实体器官模型的打印。在3D可视化的环境下，帮助医生进行术前规划，确保手术的顺利进行，推进数字化医疗的个性化及精准化发展。

（三）辅助诊疗应用场景

人工智能辅助诊断的一般模式为理解病症、评定医学证据、选择治疗方案几个步骤。利用自然语言处理、认知计算、自动推理、机器学习、信息检索等技术，人工智能技术可以获取患者病症信息，模拟医生的诊断推理能力，为医生诊断与制订治疗方案提供辅助。首先，通过患者自述、医生检查、化验结果分析等获取病症信息，之后系统会提取其中关键的特征并结合患者的历史健康情况，通过自然语言处理读取和理解病历。其次，人工智能技术可以基于分析需要要求患者或医生提供某方面的病症补充信息，以及提示进一步需做的检查及鉴别关键点等。再次，人工智能技术结合从文

---

① 萧毅、刘士远：《医学影像人工智能产业化的现状及面临的挑战》，《肿瘤影像学》，2019，28（3）：129–133.

献、诊疗标准、临床指南和临床经验等数据积累中学习的知识，通过知识图谱和推理假设将获取的病症信息相联系，形成可能的结论、置信度及证据，生成诊断结论和治疗方案建议。最后，人工智能技术在权衡疗效、副作用、疾病转移及其他因素之后，辅助医生最终形成诊断。医学的不断发展促进其专业划分越来越细，这导致临床医生所掌握的专业范围外的疾病知识受限。然而在真实临床环境中，疾病情况通常是多学科多领域的复杂情景，需要临床医生具备综合诊断能力。与早期基于专家知识库的系统不同，人工智能辅助诊断提供的是决策支持，而非简单的信息支持。人工智能技术不依赖于事先定义好的规则，能够保证证据更新的时效性，快速智能地处理临床数据和医生反馈，拓宽查询以外的应用场景；其思辨能力能在一定程度上弥补临床医生医学知识的局限，帮助医生作出恰当的诊断决策，改善临床结果。人工智能辅助诊断应用场景包括医疗大数据辅助诊疗和医疗机器人[①]。

1. 医疗大数据辅助诊疗

IBM的沃森肿瘤系统（IBM Watson for Oncology）是基于认知计算的医疗大数据辅助诊疗解决方案，是全球第一个将认知计算运用于医疗临床工作中的案例。IBM运用认知计算，打造人类认知非结构化数据的电脑助手，主要从理解、推理、学习这三项特质训练入手，让系统或与人类直接交互接受训练或深入各类非结构化数据自我训练。根据IDC Digital预测，截至2020年，医疗数据量将达40万亿GB，预计约80%的数据为非结构化数据。医疗大数据在产品类应用中将认知计算嵌入到产品内，来实现智能行为、自然交流以及自动化；在流程类应用中，使用认知计算来实现业务流程自动化；在分析类应用中使用认知计算来揭示模式、做出预测以及指导更有效的行动。

---

① 亿欧智库：《2019中国医疗人工智能市场研究报告》。

2. 医疗机器人

机器人是人工智能各类应用中最备受关注的一项应用，国内目前的医疗机器人主要包括骨科手术机器人、神经外科手术机器人等手术机器人，胶囊内窥镜、胃镜诊断治疗辅助机器人等肠胃检查与诊断机器人，针对部分丧失运动能力的患者以及其他用于治疗的康复机器人，例如智能静脉输液药物配制机器人等。

（四）疾病风险预测

疾病风险预测与精准医学的发展有着密不可分的联系。"精准医学"概念最早在2011年由美国医学界提出，其核心是"基因组学"（Genomics）的发展。基因组学是研究生物基因组和如何利用基因的一门学问，最早可追溯到1985年由美国提出，英国、法国、德国、日本以及中国等多国科学家共同参与的 "人类基因组计划"。该计划通过测定人类染色体中所包含的30亿个碱基对组成的核苷酸序列，绘制人类基因组图谱，并且辨识其载有的基因及其序列，达到破译人类遗传信息的最终目的。人类基因组计划的一项重要目标，就是认识疾病产生的机制，从而实现疾病的预测。基因检测在精准医疗中发挥着重要作用。在传统基因检测中，基因组数量庞大，人工实验费时费力且耗费成本巨大、检测准确率低；而对于精准医疗来说，预测疾病风险和制订个性化的诊疗方案，都迫切需要大量的计算资源及数据的深度挖掘。人工智能技术基于强大的计算能力，能快速分析海量数据，挖掘并更新突变位点和疾病的潜在联系，强化人们对基因的解读能力，因而提供更快速、更精确的疾病预测和结果分析，实现疾病风险预测、辅助诊断、靶向治疗方案制订、诊后复发预测等功能。根据患者的基因序列等个人生理信息，人工智能可辅助进行疾病风险预测、个性化治疗方案的制订，实现精准医疗。

（五）药物研发

传统的药物研发存在研发周期长、研发成本高、研发成功率低等痛点。一款新药的研发，需经过化合物研究、临床前研究、临床研究（临床Ⅰ、Ⅱ、Ⅲ期试验）、监管部门审批后才能够上市。美国塔弗茨药物开发研究中心研究表明，药物研发的失败率很高，5000种药物中平均只有5种能够进入动物实验阶段，而这其中又只有1种药物能够进入临床试验阶段。所有进入临床试验阶段的药物，只有不到12%的药品最终能够上市销售。人工智能技术在药物研发环节能够起到缩短研发周期、降低研发成本的作用。目前人工智能技术在药物研发的主要应用场景包括靶点筛选、药物挖掘、药物优化、临床试验阶段。

1.靶点筛选

人工智能利用虚拟筛选技术，在计算机中模拟实体筛选过程，建立合理的药效团模型与化合物数据库进行匹配，通过分子模拟手段计算化合物库中的小分子与靶标结合的能力，提高筛选的速度和成功率，减少在构建大规模的化合物库、提取或培养靶酶或者靶细胞等方面的成本投入。人工智能可以通过挖掘海量文献，包括论文、专利、临床试验结果等进行生物化学预测，进而发现新靶点，也可以通过交叉研究和匹配已知靶点，发现新的有效的结合点。目前大型药企及药物研究机构以项目的方式与人工智能技术公司进行合作，加快药物研发进程。例如英国初创公司Benevolent AI研发了增强判断认知系统（Judgment Augmented Cognition System，JACS）平台，集成了大量的科学论文、专利、临床试验信息化信息，协助药物研发人员在药物研发过程中确定正确的调制机制、筛选出最合适的靶点并预测患者的反应。Benevolent AI已与全球多家大型药企达成合作，如在2019年4月宣布与阿斯利康开展长期合作，将利用人工智能和机器学习数据来研发慢性肾病（CKD）和特发性肺纤维化（IPF）的新疗法。双方的研发人员把阿斯利康的基因组学、化学和临床数据与Benevolent AI的靶标发现平台相结合，通过机器学习系统地分析数据来识别关联关系，以了解这些复杂疾病的潜在机制，以便更快地确定药物靶点。据美国 Berg 生物医药公司的数据显示，运用人工智能大数据计算人体自身分子潜在的药物化合物及通过发掘人体中的分子来治疗疾病，要比人工研制新药的时间和成本节省一半[①]。

2. 药物挖掘

人工智能技术可以辅助完成新药研发、老药新用、药物筛选、药物副作用预测、药物跟踪研究等方面的工作。在临床前药物测试中，需要耗费大量时间和金钱进行检验和试错，把得到的活性数据结合化合物结构得到初步的构效关系，以指导后续结构优化，若效果不理想，则需要退回上一步重新合成，非常耗费时间。人工智能技术可用于分析化合物的构效关系，即药物的化学结构与药效的关系，以及预测小分子药物晶型结构，即同一药物的不同晶型在外观、溶解度、生物有效性等方面的显著不同。在药物优化阶段，人工智能技术可通过对千万级分子监控，预测它们的活性、毒性和不良反应等，完成候选化合物的挑选和开发，快速全面改进先导物的分子缺陷。在药物晶型预测方面，人工智能技术可以挖掘一个分子药物的所有可能晶型。

3. 临床试验

识别并招募合适的患者来配合临床试验是研发过程中的难题之一。以美国的药物临床试验流程为例，三个阶段共需要招募约1120～3380位志愿者，其中第三阶段需招募1000～3000位已被诊断为特定疾病的患者，且需要对其进行持续约三年的

---

① 熊瑶、陈敏：《人工智能在医疗领域应用现状探讨》，《医学信息学杂志》，2018，39（4）：24-28.

跟踪。这一过程中，未能招募足够的参与者、患者中途退出、意外和严重的药品副作用以及错误的数据收集方法等问题都可能导致临床试验失败。根据拜耳医药的统计，90%的临床试验未能在目标时间内招募到合适的志愿者，导致药物研发时间延长。[①]人工智能技术可以帮助药企更精确地发现、筛选、匹配合适的志愿者，并帮助简化患者注册流程，同时收集及分析患者数据，获取患者的数据并进行持续跟踪。

当前在药物研发过程中应用人工智能技术面临的主要问题是高质量数据的缺乏，大部分数据来源于文献和实验，数据量不大但结构化难度高，这将大大影响筛选的结果。此外，医疗人工智能企业在理解药物设计逻辑方面存在不小的难度也是制约其发挥作用的因素。

（六）健康管理

健康管理，即运用信息和医疗技术，建立的一套完善、周密和个性化的服务程序。其目的在于帮助健康及亚健康人群建立有序健康的生活方式，降低患病风险，远离疾病；而一旦患病，则安排就医服务，尽快恢复健康。传统的医疗路径为"患病后治病"，而未来的医疗健康生态体系更加注重诊前疾病预防，重点关注高危人群，以成本更低但更有效的方式管理慢性病，为不同人群提供不同的健康方案。这一过程既需要实时收集的健康数据支撑，也需要一定的医疗专业技能支持，以建立患者画像，并为之提供精确完整的建议。

（七）医院管理及医学科研管理

人工智能可以通过实时数据的追踪、分析、预测来帮助医院优化管理。管理内容包括电子病历管理、质量管理、绩效管理、运营管理等。基于人工操作的系统管

---

① 中国信息通信研究院：《以人为本，人工智能助力医疗体系科学发展白皮书》，2019年8月。

理容易产生误差大、成本高、耗时长、过程烦琐等问题，利用人工智能开展医院管理可以在技术层面上做到更加精准，减少人力成本，简化运营方式，提高透明度，给患者带来更好的医疗体验，为医务人员营造更便捷的工作环境。

目前大部分医院仍处于数字化的初级阶段，人工智能技术应用仍处于探索阶段。人工智能技术的应用需要大量、标准、结构化的数据集。目前医院在信息化发展、院内数据互联互通、数据质量等方面尚不能满足人工智能技术应用的条件，而且大部分医院未形成一致性的临床规范和标准，这也为人工智能技术应用于医院管理场景增加了难度。未来，医院应持续推进数字化进程，建立一致性的、互联互通的数据基础，实施标准化的管理原则，在高度数字化的基础上，将人工智能技术应用于医院管理中，从而提升医院管理的质量和效率。

除医院管理外，利用人工智能技术辅助生物医学相关研究者进行医学研究的应用场景逐步浮现。目前有两大问题制约着医生开展科研工作，一是医生的临床工作占用了大量时间，二是缺乏强大的数据处理能力。医学研究人工智能技术平台能够整合超强算力、高融合网络、仪器设备、算法模型、医疗数据等资源，提供医学研究服务方案，方便医生将深度学习、影像组学以及自然语言处理等前沿人工智能技术应用到临床科研实践中。辅助医学教学平台通过人工智能、虚拟现实等技术，构造虚拟病人、虚拟空间，模拟患者沟通、手术解剖等医疗场景，辅助医学教学。

（八）公共卫生

公共卫生领域的管理通常具有复杂性，依赖于高质量的人力资源，当人力资源供应不足时，较难保持积极性。人工智能技术的发展有望解决这一困境。由于患者数据和通过研究收集到的数据都是数字化的，算法就可以利用这些数据来检测模式或了解注意点，随后帮助公共卫生工作者及早发现预警信号并作出临床决策。在突发公共卫生事件的防控中，人工智能技术应用于消毒机器人无死角消毒、巡逻机器人宣传等以减少交叉感染。智能机器人就疫情问题、就医注意、防护措施进行回答，缓解医疗资源紧缺，避免交叉感染。人工智能还被应用于疫苗研发。通过深度学习处理，它能够便于科研人员进行数据分析、快速筛选文献以及相应的测试工作。此外，目前主要利用传统的方法来追踪流行病的发生和传播。如果加强人工智能技术的利用以获得更广泛的数据，建立模型以观察疫情传播，尽早发现流行病暴发的信号，就可以更好地预测疫情。

五、中国医疗人工智能研发与推广情况

20世纪80年代初，我国开始在医疗领域开展人工智能研究，虽然最初落后于发达国家，但发展迅速。面对人口老龄化加剧、慢性病患者增多、优质医疗资源匮乏、公共医疗费用增加等局面，人工智能技术的应用有望为医疗领域带来新的发展方向和动力。大批医疗人工智能公司集中涌现，不少大型公立医院也积极开展人工智能技术研发和试点应用项目。截至2019年7月，在中国市场活跃的医疗人工智能企业共126家。[1]根据全球市场研究公司（Global Market Insights, Inc.）的数据，到2025年，亚太地区的医疗人工智能市场将实现44.4%的利润增长，这主要得益于研发支出的增长以及制药和生物技术领域的发展。

面向未来的医疗健康生态体系的核心目标是提升全民整体健康水平，以服务量和盈利为目标转向以患者健康质量为目标。对于健康质量来说，包括技术和人性化两方面，即诊断诊疗对改善健康结果的有益性以及医疗服务对患者的人性化关怀。以人为中心的整合型医疗卫生服务体系需要考虑医疗服务的健康成果和患者体验。对不同医疗机构进行整合，为患者提供一致性、一体化的高质量服务。医疗作为一种公共服务，在关注质量的同时也要考虑适当、公平、可获得、可负

---

[1] 亿欧智库：《2019中国医疗人工智能市场研究报告》。

担等因素，鉴于作为支付主体的财政和医保资金都面临压力，需要思考如何管理医疗费用，以有限的成本获得更高的收益。未来的医疗体制改革将更加重视以人为中心，发展以人工智能技术驱动的人群健康管理、整合性服务网络和医联体融合的服务模式，使目标人群获得多样化、多层次、个性化、动态化、针对性、非过度的医疗健康服务，实现全生命周期的精准医疗服务。现阶段医疗数据标准化低、共享机制弱等问题导致人工智能在医疗行业的应用受限。目前与人工智能公司合作的大多数医院都没有进入实质性付费阶段，大多数产品仍处于培育打磨阶段。但随着国家监管部门审批制度的成熟，人工智能医疗器械将会在医院投入临床使用，进入未来的医疗健康生态体系。

从近中期来看，我国医疗体系正在推动的分级诊疗也契合这一趋势。核心举措包括提升基层医院的能力，在县域内完成常见病、多发病诊疗，让三级医院专注提供急危重症和疑难复杂疾病的诊疗服务；建立双向转诊制度，鼓励基层检查、上级诊断、远程诊断等服务；同时加强基层医疗人群健康管理职能，重视疾病预防。在我国当前的医疗体系下，基层卫生机构面临医师资源不足、经验不足、诊疗能力有待加强的局面。人工智能可以提供综合诊断服务，从而提高医疗水平，推进分级诊疗落地。

六、人工智能在医疗健康领域研发推广中亟须解决的问题

随着人工智能技术在数据、算法和算力方面的突破和日趋成熟，其在医疗领域展现出巨大的应用潜质。但人工智能在医疗领域的发展还存在一定的问题，例如数据基础、配套标准、法律应对、优质人才等。

（一）数据基础有待加强

数据对于人工智能在计算和学习能力的提升上具有至关重要的作用，是人工智能能否准确、高效学习的关键，而医疗行业的数据应用较为复杂。尽管我国医疗数据量庞大，但是大部分医疗数据为非结构化数据，即数据质量本身难以达到发挥人工智能技术的要求。

此外，医疗数据的监管也是未来人工智能医疗领域发展的一大隐忧。人工智能的开发和应用离不开对医疗数据的收集、共享及使用，但医疗人工智能技术的发展不应以牺牲患者数据隐私利益为代价。因此，在发展医疗人工智能的同时，需对人工智能技术将对医疗数据保护产生哪些挑战以及监管层面如何应对等问题进行考虑。

新一代人工智能是以大数据为驱动，算法是其中的核心。数据和算法并非完全客观，数据的采集、标注和算法的设计往往负载着价值，而人工智能算法不可避免地要体现算法开发者、设计者与执行者的利益和价值取向。当前，基于算法的人工智能决策无处不在，但目前人工智能的算法不透明是一个普遍的问题。这些看似机器自主决策的过程，实际是由人的主观判断所控制。算法的设计者们是否可以不偏不倚地将既有法律或道德准则原封不动地编写进程序，是值得怀疑的。规则代码化带来的不透明、不准确，甚至不公平等问题，值得深思和考究。因此，数据解读中的价值取向和算法设计中的伦理考量，是决定人工智能区分道德上"对"与"错"的关键。算法歧视带来的还有法律、伦理挑战。避免算法歧视，是人工智能应用不能回避的挑战。2017年，麻省理工学院媒体实验室和哈佛大学伯克曼·克莱因互联网与社会研究中心合作推出了人工智能伦理研究计划，微软、谷歌等巨头也因人工智能的发展风险而成立了人工智能伦理委员会。越来越多的机器人专家呼吁，在机器人和自动化系统上安装"道德黑匣子"以记录机器的决定与行为。人们已经意识到，人工智能的发展应该以人类社会的稳定与福祉为前提[①]。

（二）需推动相关准则、标准的跟进

从监管层面看，在我国行业层面、医疗机构层面都缺乏完整的监管体系和机制，难以在医院场景下规范管理医疗人工智能技术的研究和应用。国家相继颁布了常规性临床研究的相关法规、指导原则，对伦理审查、监管、问责提出了更高的要求，个别医学专业制定医疗人工智能伦理准则或声明，以保护和引领临床研究安全规范地向前发展。然而，有关医疗人工智能的政策法规缺失或滞后，导致医疗机构的伦理委员会缺乏相关权威依据，从而影响在机构层面制定有关医疗人工智能技术研发及临床应用的伦理管理规制。目前，我国仍缺乏医疗人工智能研发与临床应用的伦理准则[②]。

在应用方面，相较于欧美国家，我国监管部门对人工智能医疗器械的审批经验较少，审批更为严格。按照风险度由低到高，我国将医疗器械分为三类。2017年国家食品药品监督管理总局[③]发布的《医疗器械分类目录》对于人工智能辅助诊断设备分类做出了如下说明：若诊断软件借助算法提供诊断建议，仅具有辅助诊断功能而不直接提供诊断结论的按二类医疗器械进行注册申报；若对病变部位加以自动识别且能清晰提供诊断提示的按三类医疗器械申报且需进行临床试验。目前国内仅有个别产品为二类申报，大多数医疗人工智能产品需申报第三类医疗器械，因此受到更为严格的监管。

医疗人工智能产品的审批是一项复杂的工作，虽然近年来我国已开始开展人工智能标准化建设，但人工智能在医疗领域的审批标准、评价标准等建设工作还处于

---

① 王海星、田雪晴、游茂等：《人工智能在医疗领域应用现状、问题及建议》，《卫生软科学》，2018（5）：3–5.

② 顾彦：《标准制定待突破医疗AI落地难》，《中国战略新兴产业》，2018（37）：74–76.

③ 现为国家市场监督管理总局。

起步阶段，致使目前我国医疗人工智能产品获批数量较少。但我国监管部门也正在响应国家战略，积极研究医疗人工智能产品的审批机制，将医疗人工智能产品审批机制的探究作为一项关键工作。

（三）人工智能产品的责任分配待明确

人工智能的法律主体模糊、责任界定复杂。《医疗机构管理条例》规定，医疗损害责任的责任主体是医疗机构，且须为合法的医疗机构，其他主体不构成医疗侵权责任。在医疗机构进行医疗人工智能研发或在临床引进人工智能技术所引发的医疗不良事件、患者损害等，可能导致责任主体的划分界定出现新的争议，如何划分责任主体是亟待解决的问题。

总体看，我国关于人工智能责任界定的探讨刚刚起步。放眼世界，人工智能立法也是各国面临的新课题。如何完善人工智能相关法律法规，做到既能打破既有规则对人工智能科技和产业发展的束缚，又能防范因技术滥用而造成的负面影响和危害，考验各国立法者智慧。

（四）基础层人才资源匮乏

人工智能在医学领域的发展离不开医学及人工智能科学两个领域的人才资源。尽管中国人工智能在应用层的发展反映出较为优越的市场和政策条件，但国内高等教育和科研院所对人工智能技术的布局起步较晚，人工智能基础人才储备相对薄弱。此外，医疗系统人员对人工智能技术的重要性认识不足，尚未深入学习人工智能技术相关知识，掌握人工智能知识的医学人才相对匮乏。

（五）缺乏应用的评估标准

目前对于人工智能在医学领域应用尚未制定质量标准、准入体系、评估体系和保障体系，无法对人工智能进入临床的数据、算法、计算进行验证和评估，也无法对安全性、效果进行评估，相应的方案体系和标准缺乏，给医学人工智能产品投入市场造成一定阻碍。目前，国际上少有成功的案例经验可供借鉴。因此，发展出一套符合我国国情、相对完善的智能医学监管体系还需要一定时间，还需要多学科、多行业的研究者和实践者共同努力。

七、促进人工智能在医疗领域应用的思考

在新一代人工智能技术的引领下，我国发展医疗人工智能有着良好的基础。在国家制度保障下，经过多年的突破和发展，我国在人工智能领域取得重要进展，且创新环境持续为人工智能发展创造良好条件。人工智能在医疗健康领域的发展既充满机遇又有挑战，面对新的形势，只有紧跟时代的步伐，不断突破发展瓶颈，创新发展，牢牢把握好方向，才能在瞬息万变的信息化发展中掌握核心科技。

（一）积极发挥中国传统文化在人工智能医疗领域应用的优势

人工智能技术的集成时代不同于以往，人机之间的智慧传输、交互与共享共生是人工智能发展的必然趋势。新技术、新产品及其应用所带来的将是自然人与人工智能体和谐共生的社会新秩序。积极发挥中国优秀传统文化优势，在未来构建人机关系环境上，利用中国文明传统为人工智能医疗领域应用提供新的思路，从中国独特的价值优势和伦理赋予人工智能在医疗领域应用更多开放弹性的角度，推动国际社会人工智能技术在医疗领域应用的国际治理和行业自律。

（二）储备从事医疗健康人工智能领域应用的创造性研究与专业应用的人才资源

人才资源方面，需解决医学和人工智能科学交叉领域人才短缺的问题，储备从事医疗人工智能领域研究和应用的专业人才资源，并调整医疗领域人才结构和知识

结构，积极引进和培养掌握人工智能技术的人才。由于医学和人工智能分属两个不同学科，交叉领域在专业设置方面难以在短期内完善，建议倡导和鼓励广大医疗工作者学习人工智能的相关知识，并通过与掌握大数据和人工智能技术的企业、科研单位、学者、技术人员开展合作的方式，通过有针对性地开设人工智能技术等继续教育课程等方式培养"医学+人工智能技术"的交叉型人才，以产学研融合为路径聚焦人才资源。

（三）充分发挥我国公立医院的创新作用

经过近几年的政策引导，我国科技企业已形成了主体创新、主动创新的意识。很多企业看到了人工智能技术对医疗健康行业的颠覆性影响，纷纷加大对智能医疗的投入力度。然而需要关注的是，人工智能只是医疗解决方案的一部分，其本身并不是一个解决方案，贯穿人工智能技术应用的关键点始终是其与临床实践的有效融合。我国大型公立医院既承担着医学研究责任，又是转化医学的践行者，有能力搭建人工智能技术与临床实践的有效联接。科技行业需秉持与公立医院紧密合作的战略定位，通过更好地理解患者及医务人员的需求，提供人工智能技术解决方案。

人工智能技术具有应用于医疗各领域的潜质。尽管人工智能技术的应用在医学中的作用已浮出水面，对其应用的研究可能带来新的进展，但在关乎生命健康的医疗领域，人工智能技术应用需达到与临床实践较高标准的融合。人工智能这一新兴技术尚未与公众及患者建立起信任关系，认知缺失可能对其应用带来负面影响。因此需要明智而谨慎地部署新技术，为新技术的临床应用创建严格的试验及验证方法，而公立医院在其中的作用举足轻重。

任何形式的人工智能技术需以患者和医疗专业人员为中心，以临床实践的需求为出发点，以已有的临床实践知识为基础，根据最高的监管标准对支持人工智能的技术进行严格测试，确立其合理的使用、评价及监管机制。在这一层面上，应充分发挥公立医院的作用，使其与政府、学术界、产业界、资本界之间展开充分合作，促进思想交流；启动智能医疗的新项目，通过适当的临床验证，理解人工智能的可靠性、安全性和有效使用，理解人工智能技术应用的优点和局限性，为人工智能技术在医疗领域的转化应用基础标准、支撑标准、技术标准、产品与服务标准、应用标准及安全伦理标准的制定提供依据；开展面向公众的科普宣教，促进人工智能技术在造福所有卫生健康利益相关者方面发挥积极作用，推动人工智能在医疗领域合乎伦理、安全、有意义的发展。

医疗健康领域人工智能的生态建设研究①

一、国内医疗健康领域人工智能生态环境现状及国际经验

人工智能是研究、开发用于模拟、延伸和扩展人的智能的理论、方法、技术及应用系统的一门新的技术科学。该领域的研究包括机器人、语言识别、图像识别、自然语言处理和专家系统等，可以对人的意识、思维过程进行模拟。

在众多应用领域中，"人工智能+医疗"的出现备受关注，医疗加人工智能方向已然成为市场焦点。医疗人工智能率先崛起，与医疗资源严重短缺、分布失衡的现状有关。医疗人工智能主要解决医疗资源有限、医生培养周期长、分布不均匀等问题。

我国存在医疗人才培养周期长、成本高，优质医生资源短缺的问题，这些问题在国外也存在。在一些发达国家，医生服务成本极高，患者就医排队时间长，医保支出压力极大。比如，美国有大量内科医生的缺口无法填补；瑞士、日本这样老龄化问题严重的国家也有类似问题曝光。很多发展中国家，如非洲的一些国家，人口

---

① 本报告作者为北京邮电大学计算机学院张成文。

数量庞大，放射科医生却只有几百人，好不容易培养出来的医生不少还移民到发达国家，导致优秀和高质量的医生资源极为稀缺。解决医疗资源的供给不足，将成为人工智能在医疗领域发展的根本性动因。

在医疗健康行业，人工智能出现之前，很多医疗建设进程都非常缓慢，人工智能的出现是关键的拐点，大量的医学知识需要人工智能来数字化、智能化。并且人工智能的应用场景越来越丰富，人工智能技术也逐渐成为影响医疗行业发展、提升医疗服务水平的重要因素。

从医疗学术科研角度，在过去的几年时间中，医学深度学习实现了爆发式发展。从2014年、2015年几乎没有任何相关学术论文发表，到2018年、2019年相关学术论文爆发式增长，《自然》（Nature）、《细胞》（Cell）、《科学》（Science）等顶级杂志均开始大量刊登医学深度学习论文，并且具体论文研究对象开始覆盖人体不同部位、不同疾病和不同临床应用场景。医学人工智能的研究和应用探索迈入黄金期。

从医疗应用角度，在世界各国的科学家、工程师及医疗专业人员的共同努力下，人工智能技术在医疗领域的应用不再只是创新的概念，已经涌现出丰富多样的商业化产品，可以实实在在地为医疗机构、患者、科研单位带来新的生产力和极大的便利。

（一）国内医疗健康人工智能生态环境现状

1. "人类诊疗能力共同体"的特点

2012年11月，党的十八大明确提出要倡导"人类命运共同体"意识；2011年《中国和平发展》白皮书提出，要以"命运共同体"的新视角，寻求人类共同利益和共同价值的新内涵。在疾病和健康水平方面，虽然各国国民的健康状况有所差异，但在医学进步、疾病流行和健康促进方面，人类面临基本同样的挑战，就是如何提高保障健康的能力。这里面包含了提供系统连续的预防、治疗、康复、健康促进一体化服务，提升健康服务的公平性、可及性、有效性，实现早诊早治早康复。医疗能力稀缺，优质医疗资源分布不均匀，筛查不足、漏诊、误诊、医疗方案单一化和医患矛盾问题等是世界各地，不论是发达国家还是发展中国家都面临的挑战。健康领域还存在着非常严重的诊疗能力差异化严重、标准严重不统一的问题。全世界医疗能力的提升非常碎片化和本地化，哪怕是顶级的医院顶级的专家，也各有各的标准，各有各的习惯，各有各的模式，同时也各有各的局限性，同质化程度很低，标准差异极大。而人工智能技术的普及和使用，实际上构建起来的正是一个跨越传统能力界限的"能力共同体"。

医疗人工智能，实际上帮助全社会实现了一种全新形态和真正意义上的能力共同体，这个共同体包含以下特点。

① 同质化：同一套人工智能体系下，不同医院和地区的诊疗能力实现同质化，不会存在特别大的能力和水平差异。

② 标准化：在人工智能的体系下，可以大范围统一不同医院和不同医生的不同诊疗标准，实现全国乃至全世界的诊疗路径标准化。

③ 可无限延展化：优质诊疗能力，可以通过人工智能技术的沉淀和大量复制，实现无限延展化。在需要诊疗能力的地方，可以接近零成本延展最优质的诊疗资源，服务当地健康需求，而不必受限于传统诊疗能力复制的巨大成本和漫长时间。

④ 中央可控化：通过完整的人工智能体系，诊疗能力可以变得中央化、自主可控。根据社会实际的发病情况和健康全貌，可以调整人工智能的灵敏度、特异度、诊疗标准、临床路径等指标，来达成健康指标，实现全社会诊疗能力的中央自主可控。

医疗人工智能是真正意义上的"人类诊疗能力共同体"，将成为诊疗的通用和底层技术，让全世界所有人都能享受到同样高质量和高标准的同质化诊疗服务。不远的未来，医疗人工智能会成为全人类诊疗路径中的标准配置。

2.我国医疗人工智能行业的技术发展优势

人工智能是未来我国发展最重要的战略方向之一，是目前我国最有可能反超发达国家的领域之一。

2017年7月8日，国务院发布《新一代人工智能发展规划》，提出"到2030年人工智能理论、技术与应用总体达到世界领先水平，成为世界主要人工智能创新中心，智能经济、智能社会取得明显成效，为跻身创新型国家前列和经济强国奠定重要基础"。这为我国人工智能行业的未来发展奠定了核心基调，其中智能医疗被作为重点任务之一提出。

我国医疗领域最严重的问题是医疗资源分布不均、医疗水平差距大，导致患者多选择前往北京、上海等城市及省属大医院就诊，而各地小医院服务的患者则普遍较少。随着人工智能技术不断推进及医疗服务需求持续增长，"人工智能+医疗"成为解决医疗资源不足、提升医疗领域生产水平的重要推动力。医疗人工智能从顶级三甲医院学习顶尖医生的诊断能力，并将该能力广泛复制到基层。未来人工智能将在医疗领域被广泛应用，尤其在辅助诊疗、药物挖掘、医学影像、基因组学等细分场景。

就技术提供层面来看，行业的普遍认识是，目前我国"人工智能+医疗"产业尚处于起步阶段，与国外相比还存在较大差距。国内科技巨头偏向基础层的数据计算能力及技术层的框架算法，创业公司则偏向应用层的解决方案。随着全球科技巨头陆续将人工智能平台开放，将有效弥补我国在基础及技术层方面的不足。当算法发展到一定的阶段，人工智能在医疗领域就可以快速切换，自动适应新的场景，未来"人工智能+医疗"各细分领域的创业公司将率先受益。

我国医疗人工智能行业在世界范围内有以下技术发展优势。

① 精准高效识别。在大规模临床数据集上的灵敏度、特异度等居于行业领先地位。

② 完备解决方案。人工智能产品覆盖胸肺部、脑部、乳腺、腹部、骨科和儿童

生长发育等相关的多种疾病，应用范围从放射科室逐渐走向临床科室。

③ 医生自主研究。众多学者平台为临床医生提供界面化深度学习/影像组学建模功能，赋能临床工作者直接参与医学影像人工智能研究中。

④ 完整闭环研发。人工智能产品研发过程覆盖数据质控与管理、算法研究、内部测试、临床测试反馈、算法优化的全生命周期，能够第一时间得到世界范围内不同临床机构的应用反馈，快速实现人工智能优化迭代。

目前，我国医疗人工智能已走出国门。在与国际组织合作方面，我国多个医疗人工智能企业作为行业领先企业，受邀前往联合国组织参与活动，分享医疗人工智能在我国的发展进度、落地经验，参与医疗人工智能国际标准的制定工作。

随着医疗信息化的普及，医疗人工智能的应用需求在临床、科研、教学、管理等方面日趋明显。随着人工智能技术的进步和逐步成熟，能够提供人工智能技术的企业和创业团队也日益增多，但人工智能技术在医疗产业的应用并没有如预期般呈现出爆发式增长。

我国急需构建医疗人工智能生态系统。医疗人工智能若想要蓬勃发展，须在国家层面有意识地整合资源，梳理出临床医疗人工智能的发展规律和路径，鼓励医学界、科研单位、企业等多方深度合作，进一步推动医疗人工智能发展。同时，医疗技术的发展需要资本的耐心，更需要医疗生态的打造，使得"研发—制造—应用"成为一个完整的闭环。

（二）国外医疗健康人工智能生态环境现状及经验

学科之间的相互渗透，领域之间的相互融合，势必将工程与医学结合起来取代医学单一学科的发展模式。全球范围内对医工结合的探索已有数十年。从20世纪70年代开始，世界顶尖研究型大学如牛津大学、哈佛大学、斯坦福大学、普林斯顿大学等纷纷投入巨资开展医工结合学科研究，先后成立交叉学科研究所或研究中心。几十年来，全球的医工结合实践已取得一系列突破性成果。电子显微镜、序列分析、质谱技术的应用使医学研究的深度有了质的飞跃；智能传感器、云计算、人机共融的智能制造模式等在临床实践中崭露头角；大数据时代催生了数字医疗的迅速发展，使患者就诊方便快捷。

国际上医工结合尤其是将5G、人工智能等技术在医疗领域落地，所采取的路径是始终将科研成果转化以及产品化过程与医院紧密结合。比如，牛津大学、挪威癌症遗传信息研究院（ICGI）与医院合作，将临床医学、病理学与人工智能算法开发相结合，针对临床医生对于癌症预后风险诊断的需求，以及病理医生对影像辅助识别和诊断的需求，发现了独立的癌症预后标志物，并开发出系列人工智能辅助诊断软件，最终应用于医院。

国际上医工结合的模式如下。

① 研发主体与医院紧密合作。研发的主体仍是独立的并为结果负责的研究院或者项目团队，但临床应用性由医院来牵头主导。比如牛津大学、ICGI和医院共同开发人工智能医疗产品，此过程中IT算法研发专家要与临床紧密结合，这种模式通常被称为"从实验台到病床旁"，即"B to B"（from bench to bedside），可将基础研究的成果迅速、有效地转化为医疗手段。让研究成果最终真正为医疗服务，离不开实验室和医院的紧密联系，这对5G、人工智能在医疗领域的应用尤为重要。目前国内医院有一个快速增长的需求，就是利用5G、人工智能技术做远程会诊，国际上的这种"B to B"模式就很值得借鉴。

人工智能医疗亟须医工融合人才和技术工具的支持。国际上医研企融合发展的模式，一般是医生根据患者的临床需求提出创新理念，然后由研究机构或企业完成专利申请，并以医生的最大满意度做成样品，最终专利属于医研企几方共有。但我国的临床医生与研究机构或企业还没有实现密切的融合发展，医生的很多临床创意并不能被转化成产品。即便医生和企业之间达成了良好的合作关系，但受限于我国精密工业发展的水平，企业生产的产品常常达不到医生的满意度。

② 样本、数据等资源整合共享。国外在生物样本库、临床数据库、云平台的建

设等方面投入了大量精力。比如，将跨国家、跨地区的样本资源和临床数据资源通过云平台整合起来，并且对这些数据建立了标准，跨国家和地区的联盟可以共享这些数据，极大地提高研发效率。

③ 应用落地到临床时，可操作性强，政策给予支持。医工结合产生的应用，如果需要注册证再投入到医院，将会是一个漫长的过程，国内外皆如此。但国外对未取得注册证的应用快速落地到临床，有一系列政策的支持和很强的可操作性。比如，美国采用了有效兼顾监管和鼓励创新的实验室开发诊断试剂监管模式（LDT），在此模式下，只要是有临床实验室改进法案修正案（CLIA）执照的实验室，其研发的产品和技术服务就可以合法进入临床，合理收费。实验室取得CLIA认证后，检测结果即可用于指导临床诊疗。得益于规范的质量标准体系和追责体系，国外在应用落地到临床的操作经验很值得借鉴。

美国医疗人工智能公司的部分产品已经进入医院收费和医保报销目录，开始获得规模化的市场收益，这让美国医疗人工智能企业能有更多资源去进行专利的布局和攻防工作。对于我国医疗人工智能企业而言，这值得借鉴。

欧洲只要应用通过CE标示认证即可进入临床，但是医院可要求1年的无条件退款保证，这种做法国内也可参考。

二、医工结合现状及对医疗健康人工智能生态环境建设的影响

（一）医工结合的整体情况

医工结合的探索始于20世纪80年代，彼时，我国高校进行了新一轮体制改革，综合性大学或理工科大学的工程专业与独立设置的医科类院校合并，促成了非医科类院校和医科类院校的强强联合；许多重点高校包括清华大学、北京大学、上海交通大学、东南大学、哈尔滨工业大学、西安交通大学、同济大学、北京航空航天大

学、天津大学等纷纷建立了以医工结合为特征的交叉学科研究实体，为医工交叉研究提供了广阔的舞台。

医工结合的协同创新过程是一个完整的流程，该系统由科研机构、企业、产品三种元素构成。科研机构指高校、医疗机构、科研院所等主要承担研究任务的各类角色；企业指在医工结合过程中提供研发、生产力的企业平台；产品指医疗器械、医疗系统、智能医用材料等医工结合创新研究成果转化后的各类产品。

随着现代医学向综合化趋势发展，医工结合的内涵从医学与工程技术的交叉融合进行了扩展和延伸。广泛意义上的医工结合指围绕医学实际需求，将医学和医学以外的广泛的理工学科范畴进行交叉融合、协同创新的方式。

如今，医工结合的学科边界不断外延，医学与生物学、物理学、材料科学、计算机科学与工程等多学科领域交叉研究形成了具有医工结合特色的交叉学科。例如，生物医学工程学、数字医学、再生医学、转化医学、灾难医学、微能量医学等。

在新兴的人工智能技术与传统的医疗行业互相结合的过程中，各方均根据自身定位、从优势出发，进行了多种有益探索，目前看来，医工结合主要有如下几种模式。

①医院主导、需求出发。人工智能技术最终要通过与医疗场景的深度融合产生实际价值。就目前而言，人工智能技术主要的应用场景在医院。也正因此，医院主导的结合模式以医院/医生/管理者的实际需求为主导组局，驱动产生解决方案。科研大数据平台就是该模式下的典型产品。医院科室一直由人工负责对历史数据进行整理、清洗、结构化等方面的工作，这种方式存在耗时耗力的问题，在人工智能技术成熟后，众多科室纷纷在这些方面提出需求，与医疗大数据处理公司进行深度合作。该模式的优点是贴合医院需求，产品能够直接对临床问题进行分析和解决，更易在实际应用中落地；但由于这种模式以医院为主导，对人工智能技术的定位及能力难免存在偏差，许多想法虽好但技术可行性不高，使产品难以在短期内实现落地。此外，该模式下的产品通常是某一单独案例深度定制化的产物，在产品规模化推广方面可能会存在一定问题。

②人工智能公司主导、技术驱动。在本轮人工智能医疗热潮中，人工智能公司具有较为重要的推动作用。人工智能公司从技术角度孵化了众多产品/解决方案，并寻求与医疗行业合作的机会。人工智能影像识别技术（肺小结节识别、糖尿病、视网膜病变等）就是一个典型的例子。此外，影像分析技术的成熟催生了在安防、交通等行业的应用。在这种模式下，人工智能公司拥有"利剑"，为医疗场景中的问题寻求对应解决方案。该模式的优势是能够促进最新的技术得以应用，且能够规模化推广产品；劣势是从技术开发到产品应用，再到真正解决临床问题整个过程的实现还有很长的路要走，且整个过程需要人工智能公司对医疗场景有深刻的理解。

③传统医疗公司组局。传统医疗公司如医院信息系统厂商、药企、险企、器械企业等从提升自身产品竞争力的角度出发，或加强自身人工智能技术，或联合人工智能医疗技术公司，在医院积极寻求产品落地场景。例如，医院信息系统厂商将产品与人工智能技术相结合，产出智慧医疗解决方案；器械企业将产品与影像识别技术结合，生产能出具分析结果的CT/眼底影像设备。该模式的优点在于各方各司其职，缺点在于传统医疗公司从组织、能力等方面来说都较为保守，与人工智能技术在医疗方面的结合可能进展较慢。

我国医工结合存在的主要问题如下。

第一，交叉的医学学科集中于某一学科的偏多，实质性融合不到位，交叉的理工学科和医学学科"一一对应"的较多，没有形成"一对多"和"多对多"的学科交叉模式。由于医学和理工学科存在着根本上的差别，学科方向迥然不同，导致医学与理工学科难于实现真正的融合。

第二，医工交叉的产学研转化链尚未形成，研究的成果不能很好地适用于临床需求。现有的医工交叉合作还仅限于项目的单一合作，取得成果后转化到临床的较少，而且医工交叉并未形成高校、科研院所与产业界的成果转化链，需强化对成果的临床应用性、产业化前景的关注。

第三，医工交叉教学和人才培养方面融合难。在医学与理工学科交叉融合的进程中，存在四个不同层次上的显著差别：学科内容的不同、方法论的不同、认识论的不同和科研价值观的不同，致使医学与理工学科的合作也需要克服重重障碍。因此，医学与理工学科的交叉融合既是机遇又是挑战，应重视医工交叉人才的培养，通过多渠道打开医工交叉教学和人才培养通道，整合优势资源，发掘科研潜力，使其在人才培养上做到与科研同步一体培养，最终促进医工交叉的深度融合和共赢发展。

第四，人工智能医工交叉方法论尚待改进。工，以数据驱动为根本，忽略领域知识的作用；医，则扮演数据标注工人的角色，医生的医学领域知识难以发挥作用。由于医学的独特性，我们需要重新审视两者的角色和关系，医生应该参与算法开发的过程，将其医学知识和临床经验融入算法设计中。

总体而言，我国医工结合的发展需要加强信息沟通、成果转化及人才培养。医工结合既要解决新的科学问题、发展新的理论，也要研发新技术、发明新产品。

（二）智能器械：医工结合现状及生态情况

1. 我国智能器械医工结合基本情况

我国医学和工学的结合包含各个方面，包括了机械和医学的结合、光学和医学的结合、计算机和医学的结合等。与国际情况相同，工学的发展会为医学发展带来许多帮助。然而，目前尚存在一些问题，比如不清楚医学的真正需求、工学工作者缺乏医学知识等。这也是国际研究中普遍存在的问题。

我国智能器械尚处于起步阶段，虽然发展迅速，出现了许多智能器械产品，比如分诊机器人、自动打印住院报销凭证及挂号机器、医院方App、网络医疗App、模拟人手术操作练习平台等，但均为初步智能，研发后进入临床的仍较少。进步较快的是康复行业和基础医院服务设施的智能化，阅片、心电图等辅助检查的智能识别，但影像智能阅片离真正的临床应用还需要一段时间。可穿戴设备依然有很大瓶颈，准确性及可测指标均有限制。各个医院的电子病例系统之间差异很大，兼容性差，基本为闭合生态系统。5G及手术机器人在外科已经开始使用，前景广阔，但不可能完全依赖机器人，还是人工操作机器的阶段，不过已经是质的飞跃。

2. 国际智能器械医工结合情况

国外很多公司也对人工智能在医疗器械领域中的应用进行了探索。有的使用超级计算机与人工智能算法对分子结构数据进行科学分析，来选择治疗方法；有的对疾病图像采用深度神经网络进行分类识别，比如，对皮疹等皮肤病变的图形训练算法模型，来进行皮肤病的鉴别与分类。

不过，国外也普遍存在与国内类似的问题，比如数据互通共享问题，技术分布不均而发展不均衡的问题等。

3. 我国智能器械医工结合存在的问题

我国智能器械医工结合面临着医学和工学知识体系结构难融合的问题。

医学专业人士不了解工学知识，工学相关人士不了解医学知识，知识代沟较大。对于一个具体的发明，双方往往很难在细节上考虑周全。

费用是实现临床应用最大的问题；此外，目前多数为半智能，最终均需要人去核对；并且，如果器械出现问题，临床医生基本没有简单处理的能力。

4. 我国智能器械医工结合生态建议

我国智能器械医工结合的生态建议如下：

① 增大临床操作、流程等的规范化和量化程度，扩大智能器械的研发空间；

② 发展基础学科，发现基础学科中更多容易被实现的指标；

③ 研发过程需结合临床，与临床医生多沟通，有针对性地进行研发；

④ 需要一个大的需求框架，在需求框架下进行医工结合，利用专利、会议、论文等方式，在最主要的方向上取得突破。

（三）电子病历：医工结合现状及生态情况

1. 我国电子病历医工结合基本情况

2008年至今10多年，全国各地医疗机构对自身的信息化建设和区域平台建设展开了多方探索，目前基本县级以上医院均实现了电子医疗系统，大城市的社区也有较完善的电子医疗系统。

在当前大数据和人工智能的时代背景下，科研机构以及医疗公司开始探索基于电子病历的大数据分析和人群队列研究，并提供高效、精准和可靠的医疗服务。

目前，国内已出现以下几类基于电子病历的医工结合应用点。

①疾病风险预测：通过对海量电子病历数据建模，预测患者未来患有某种疾病的风险，提醒医生提早介入，实现早发现、早干预、早治疗。

②患者状况预测：通过分析、挖掘海量电子病历数据，分析预测患者当前状况，辅助医生诊断决策，提高诊断的一致性、客观性和准确性。

③辅助药物警戒：药物警戒是药物流行病学的一种，通过监测药物投放市场后的临床副作用，进行关联性研究。这就需要把病历数据中的药物治疗信息和不良药物反应提取出来，进行关联形成分析，从而产生各种概率的分布，供药物安全性专家筛查，进一步分析并提供线索。

④患者相似度分析：通过人工智能算法从海量电子病历数据中查询与当前患者最为相似的病例，为医生诊断决策提供参考，减轻"经验不足"对诊断效率和准确率的影响。

⑤医疗知识图谱构建：知识图谱蕴含丰富的知识，由于数据可视化和数据检索技术的发展，医疗知识图谱可以发挥查询扩展、临床决策支持和疾病预测等作用。然而，构建一个完备的高质量的知识图谱工程量巨大，而电子病历数据中蕴含丰富的知识实体，通过对海量电子病历数据建模，可以挖掘医疗实体以及实体和实体之

间的潜在关系，能够帮助快速构建医疗知识图谱。

⑥移动医疗：基于电子病历系统的广泛采用以及区域性医疗机构的信息共享，移动医疗应运而生。移动医疗改变了过去只能前往医院"看病"的传统生活方式，通过移动信息采集、移动信息查询、移动审批等关键环节，提升了医院运营效率、医生的诊断效率和患者的看病效率。

然而，以上结合点大多还处于试点或实验阶段，很多成果还没有完全落地，并且规模仅限于单个医疗机构或小区域内的几个医疗机构，没有被广泛应用。

2. 国际电子病历医工结合情况

优秀的规范化临床管理是优秀电子病例的基础，规范化的临床管理会使引入系统时电子病历的设计更完善，后期补丁的难度减小，系统运营时也较少出问题。

电子病历医工结合首先需要推动电子病历系统的广泛使用，并指定领域内的相关标准，如医疗术语的编码。除了电子病历系统的使用和规范之外，国外的医疗数据研究团队也有相对成熟的模式。美国研究医学问题的团队历来都会配备生物统计学家，医学背景的人提出研究问题，生物统计学家会帮助其设计实验、建立模型、排除干扰变量，并对结果的解读提供统计学指导。

3. 我国电子病历医工结合存在的问题

我国电子病例架构质量差距大，部分电子病例不能作为法律文书及依据，比如修改的痕迹显示和电子签字、医嘱的废与立的时间和执行时间、各种情况下的电子签名等，且由于担心临床信息外泄，基本不具有统计价值。

大城市重点医院之间的差距也大。合作服务商不同，区域内也无法兼容互通，升级更新难度大，各医院自成闭环，医院内部系统也没办法整合，比如检验科有自己的独立系统，影像科也是，这是普遍问题。

4. 我国电子病历医工结合生态建议

具备研发电子病历系统的公司需进行统一的医疗文书及规范培训，并遵从统一规范，保证电子病历系统基本架构合理和充分考虑临床的特殊性。

加强电子病历系统的基础建设，需要统一医学术语，标准化描述并减少歧义，建立医学本体知识库。通过使用医学术语和本体知识库，复杂、异构的医疗数据之间可以相互交流，使后续的科学分析得以进行。

加强医院间的信息共享，建成区域型云服务平台。促进医疗卫生机构与医保系统之间的互联。通过统一结构，医院和医保等卫生相关部门系统可以实现电子病历信息的交换与共享，同时方便数据科学家获取数据，促进医工结合的发展。

加强人才培养。高校应建立医工交叉学科，培养既懂医疗又懂数据分析的人才。结合医学、生物学、统计学和计算学等学科建立科研院所。

加强基于电子病历的医疗服务系统的质量监控，将系统功能应用发展趋势从满足临床应用需求转变为以提升病患医疗质量和安全结果作为考核指标和新的基准。

（四）医学影像：医工结合现状及生态情况

由于数据结构的天然规整性以及诊断工作流的属性，医学影像在诸多医学领域之中是最早受益于人工智能技术的。在医学影像人工智能领域，我国无论是企业数量还是企业发展规模都遥遥领先欧美各国。究其原因，我国的影像检查数量每年呈现30%的增长量，而放射科医生只有4%左右的年增长量，远远不能满足检查需求。[①]因此，医学影像人工智能在我国的发展更为迫切，具备更好的临床及市场基础。

---

① 中国信通院、工业互联网创新中心（上海）、36氪研究院：《2020人工智能医疗产业发展蓝皮书》。

1. 我国医学影像医工结合基本情况

在我国，之前高端医学影像设备基本被外资垄断，美国通用电气、德国西门子以及荷兰飞利浦占据前三位；中低端医疗器械大多来自国内厂商，中高端以仿制和进口为主。近几年，国内医疗器械巨头加大影像设备的研发投入，已经形成了自己的产品体系。比如国内企业也在正电子发射—X线计算机断层组合系统（Pet-CT）等高端产品上取得了一定突破。

在医学影像领域，人工智能技术具有广泛的落地场景。人工智能将极大提升医学影像用于疾病筛查和临床诊断的能力。目前，可以预见的核心价值主要体现在以下几点。

①提升医生工作效率。人工智能可大批量、快速处理图像数据，提供疾病筛查和辅助诊断功能，目前可实现阅片医师工作的部分替代，只是还需上级医师审核。

②提升医疗工作质量。人工智能能提供图像分割、特征提取、定量分析、对比分析等能力，可实现病灶识别与标注、病灶性质判断、靶区自动勾画、影像三维重建、影像分类和检索等功能。基于上述功能，医生可以快速准确地识别有效信息，降低漏诊、误诊等差错的概率。

③助力优质医学影像技术下沉。医学影像人工智能是解决基层医疗供给能力严重不足的可行道路之一。在我国，人口老龄化、慢性病高速增长、医疗资源供需严重失衡以及地域分配不均等问题，造就了对医学影像人工智能的巨大需求；同时，我国人口基数大、产业组合丰富、人才储备充分等特点，又给人工智能的发展提供了很好的基础。

目前，在我国人工智能医疗应用领域中，医学影像是最热门的领域，投资金额最高、赛道公司最多、应用最为成熟，着力研发人工智能大数据医学影像产品，为医院和医师提供全链条的智能服务。人工智能大数据医学影像产品已涵盖从计算机辅助检测、计算机辅助诊断、计算机精准诊断、计算机量化随访到计算机精准治疗的诊疗全流程。近千家医院部署的人工智能系统中超过一半是医学影像人工智能系统。主要包括如下方向。

①影像设备的图像重建。通过人工智能算法的图像重建技术，由低剂量CT、PET图像重建得到相当于高剂量CT、PET的高质量图像，是目前深度学习技术在图像重建领域的重要进展，其速度明显优于传统的全迭代重建方法，因此显示了很好的临床应用前景。

②CT肺结节识别。通过人工智能对CT提前进行肺结节辅助阅读分析，帮助医师完成多种疾病的医学影像筛查，或是对医师阅片顺序进行智能排序，从而提高医师的阅片效率和诊断精度。

③眼底检测。人工智能通过学习眼底图像，实现对一些严重眼科疾病如青光眼、糖尿病性视网膜病变和老年黄斑变性的有效诊断，推动眼底疾病诊断的普及和眼科疾病的治疗。

④脑区分割。通过人工智能技术对脑区MR图像进行分割，可以得到比以往算法更精准的脑区分割效果。利用人工智能技术对大脑中的脑区结构进行精准分割，放到时间轴上进行分析，让医师清楚地看到脑灰质、白质和各种脑核的结构随时间的变化情况。

⑤脑卒中辅助诊断。医学影像是诊断脑出血的首要方法，早发现、早诊断、早治疗可以极大程度挽救患者生命，提高生存率。

⑥器官分割/靶区勾画。在放射治疗计划系统（Treatment Planning System，TPS）中，病变器官的正确定位与准确勾画是系统运作的基础及关键技术之一，其分割的准确程度直接影响后续放射治疗计划设计的准确度和放疗的效果。同时，器官勾画也是计算机辅助诊断、医学图像三维可视化、图形引导手术、虚拟内窥镜等众多医学图像应用的首要前提和关键步骤。在勾画准确率上，全自动的智能勾画结

果和专家勾画的一致性可达97%以上[1]。

⑦骨伤鉴定。通过人工智能算法直观观测骨质受损情况，智能检测多种类型骨折迹象，自动标注疑似骨折处，多角度多层面清晰直观显示骨折，可助力医师快速、精准诊断，减少漏诊风险。

⑧超声辅助诊断。对于超声影像，融合人工智能技术可以实现对乳腺病灶和甲状腺结节良恶性的辅助诊断。目前，三甲医院医师的平均诊断准确率为60%～70%，基层医院更低一些，人工智能辅助诊断系统现准确率可以达到85%以上[2]。

⑨病理切片分析。使用人工智能进行病理切片分析，可以发现人眼不易察觉的细节，通过学习病理切片细胞层面的特征，可不断完善病理医师和数字病理诊断的知识体系。还可以整合免疫组织化学、分子检测数据和临床信息，得出整合相关信息的最后病理诊断报告，为患者提供预后信息和精准的药物治疗指导。

⑩骨龄分析。影像医生尤其儿科影像医师缺口大，医生工作负荷重，从机械、繁重的骨龄影像读片中解放出来的愿望强烈。儿童医院骨龄检测需求非常巨大，如果仅靠医生，需要1～2小时才能算出一张骨龄片；如果借助计算机软件进行部分辅助，每张耗时需要15～30分钟。人工智能技术的引入，可以用秒级的速度，通过机器完成TW3（Tanner和Whitehouse发明的方法）法中的所有步骤，自动找到X光片中的骨骺，进行评级，然后代入公式，用数值比出骨龄。

2. 国际医学影像医工结合情况

目前，国际上通常将人工智能技术或者深度学习、机器学习等方法应用于医学影像的各个方向。国外团队积极开发新算法，并通过结合自然图像的算法经验，不断改进人工智能技术在医学影像应用场景中的效果。

---

[1][2] 中国医学影像人工智能产学研用创新联盟：《中国医学影像人工智能白皮书》。

Google DeepMind Health团队将深度学习模型应用到视网膜"糖网"病变分类问题当中，通过准确检测视网膜眼底图像的病变情况对糖尿病黄斑水肿程度进行分级，对测试者进行病情预警和诊断。研究团队利用12.8万张视网膜眼底图像对深度学习模型进行训练，在测试过程中取得了97.5%的灵敏性和93.4%的特异性[1]，判断准确率与人类专业医生相当。

斯坦福大学提出的深度卷积神经网络（CheXNet）模型，在利用胸部X线片对肺炎患者的患病情况进行判断的基础上，考虑了模型的可解释性。该模型利用密集连接卷积网络（DenseNet）对图像特征进行分析，不仅在利用胸部X线片作为诊断依据的情况下，精度超过人类医生的平均水平，还通过计算模型每个像素点上的各类图像特征的权值之和，衡量图像各位置在分类决策中的重要性，解释决策过程，帮助人类医生理解患者病情。

卡耐基梅隆大学邢波教授组提出一个多任务协同框架，通过引入协同注意力机制，来对异常区域进行准确定位和概括。不仅通过标签对图像内容进行描述，还利用层级长短期记忆（Long-short Term Memory，LSTM）模型生成长文本形式的医学影像分析报告，通过文字描述对分析结果进行描述和解释。

除了直接通过对医学影像图片进行特征提取的方式来进行病情预测与诊断外，还能够通过影像对人体结构进行三维建模，实现内镜机器人等微型诊疗设备在人体内的定位和识别，提供更加丰富的医疗数据采集方式。采用无监督学习等方式对医学影像特征进行提取分析，减少对数据标注的依赖，方便医学影像分析过程的开展，也是当前医学影像研究的重要内容。此外，目前主要的医学影像研究仅围绕影像数据本身展开。利用海量医学知识，构建多模态数据采集分析与结构化知识推理相结合的智能诊疗模型，将成为医学影像分析的未来发展方向之一。

---

[1] 孔鸣、何前锋、李兰娟：《人工智能辅助诊疗发展现状与战略研究》，《中国工程科学》，2018，20（2）.

3. 我国医学影像医工结合存在的问题

在人工智能技术的推动下，人工智能医疗不可避免地遇到了传统医疗基础设施和监管体制的问题，同时也有不能回避的从业资格、行业标准、医疗伦理等难题。总体来看，我国医学影像医工结合在如下几个方面的问题仍待解决。

①高质量训练数据获取。我国医学影像数据量虽然大，但针对不同病种的数据量和质量参差不齐，一些病种的训练数据不足以支持研发，而且数据孤岛问题一直存在，制约了深度学习的机会。此外，数据标注有赖于相关专业的临床医师，他们的经验水平、学习数据的质量和典型性都将影响医疗人工智能深度学习的结果。

在处理医院繁杂的数据过程中，医学影像数据的"脱敏标准"亟须建立；在众多人工智能医学影像辅助产品参差不齐的情况下，系统性的测试方法和指标体系亟须建立。

②注册审批。不同于美国FDA将医疗人工智能纳为Ⅱ类医疗器械，在我国，人工智能医学影像辅助诊断软件被列入了风险较高的Ⅲ类医疗器械，其临床试验要求更加严格，数据要求的完整性也更高。此外，在没有直接对应的审查指导原则下，各家人工智能医学影像辅助诊断研发生产机构只能依据对现有法规的理解，摸索临床验证方法进行功能验证，这也意味着我国人工智能医学影像辅助诊断的注册过程势必会更加曲折。

③市场准入。人工智能在医疗场景中的商业化，首先要解决身份问题，即Ⅲ类医疗设备审批；其次要解决支付问题，即如何纳入基本医疗保险目录。这两个问题不解决，很难获得合理合法的商业化。

④市场秩序。随着人工智能的不断渗透，"伪人工智能医学影像企业"也越来越多，维护市场秩序尤为重要。为了保证人工智能影像技术的健康长远发展，需要加强监管，给予明确界定。针对我国数据流出的风险，也应制定约束规则。

⑤产品集中于少数几个病症，实用性差，难以覆盖全部医学影像问题。目前，

影像诊断领域的多数技术人员为计算机模式识别和图像处理领域出身，受限于将传统光学图像（如人脸识别、物体识别）的人工智能技术平移应用到医学影像领域，准确率提升潜力有限，产品和技术水平同质化严重。

医学影像的医工结合需要双方共同推进，共同解决问题。但是往往存在一方积极配合，另一方进程怠慢的现象。主要体现在以下两个问题：医学图像往往需要大量标注，而能标注的人往往是医生专家，医生由于工作等原因疏于标注；需求确认和领域沟通等问题。

4. 我国医学影像医工结合生态建议

针对我国医学影像医工结合存在的多方面问题，现提出如下几个层面的建议。

①政策层面。将人工智能医学影像辅助诊断这一新技术及时纳入医院评分，提升医院采用新技术的积极性；加强基层诊疗，持续性推广医学影像人工智能技术，帮助提高基层医生的诊疗水平；人工智能医学影像辅助诊断作为新一代医疗器械设备，应当纳入"国产设备"的推广政策中，为民族企业提供良好的运营环境和技术发展的平台。

②行业层面。充分发挥医生在医工结合中的作用，鼓励医生帮助建立更具规范性的数据集，同时指导医生接触先进科技，真正实现科技落地；针对数据获取难的问题，需要全行业共同努力，开放高质量的数据集，推动整个行业的发展。

③企业与医院接合层面。目前人工智能影像产品在技术实现的过程中都存在"黑盒子"问题，即无法科学地解释算法的实现过程。这与诊断场景要求的因果解释存在天然的冲突，使得部分谨慎的医生对人工智能影像诊断持观望态度。对此，需要人工智能医疗技术公司注重循证理念，与临床医生进行紧密合作，让人工智能医疗产品拥有可解释性。

医院相关合作部门应积极配合，可以专门派人支持人工智能相关工作，帮助人工智能专家了解医学；人工智能专家积极推进医学影像的分析工作，得出的结果及时向医学专家反馈，确定下一步的实施方案。

人工智能专家和医院医生紧密交流，整个任务从任务需求了解、数据导出、数据标注、结果反馈等，医生和算法人员保持积极交流，双方信息互补。算法人员在医生的配合下快速完成相关任务，而任务结果反馈给医生进行下一步的工作指导。

（五）辅助诊疗：医工结合现状及生态情况

1. 我国辅助诊疗医工结合基本情况

辅助诊疗就是将人工智能技术用于诊疗中，让计算机"学习"专家医生的医疗知识，模拟医生的思维和诊断推理，从而给出可靠的诊断和治疗方案。目前，我国已有多家企业、高校、研究机构在积极探索辅助诊疗领域的医工结合。

人工智能技术与辅助诊疗的深度融合是应我国医疗需求持续增长、医学不断发展而生。一方面，虽然我国医疗服务体系在医改的纵深推进下不断完善，医疗服务水平也快速提升，但仍然存在医疗供给侧的结构性资源失衡问题。医疗机构布局不均衡，各级医疗机构之间的能力尚有较大差距。其中，较为突出的表现就是基层医疗机构的医师资源不足、经验不足、诊疗能力有待加强。智能辅助诊疗产品的发展，旨在贯彻落实国家医疗改革"保基本、强基层、建机制"的重心工作，推进全科医生制度建设，为分级诊疗提供决策支持，降低医保开支，同时提升医患之间的信任度，帮助患者减少因误诊、错诊、搜索误导带来的危害，保障公平，提高效率，并实现成本较低的全民健康管理。另一方面，随着医学专业划分越来越细，临床医生对自己专业范围外的疾病知识的掌握越发显得不足，这就需要临床医生具备较强的综合诊断能力。人工智能辅助诊疗能将专家经验和知识提供给能力稍显不足的医生，降低漏诊误诊率。从某种意义上讲，人工智能辅助诊疗就像为医疗服务系统补充了一批高水平的"医生"，能够大大补足目前诊疗能力的缺口。

与早期主要基于专家知识库的系统不同，人工智能辅助诊疗的形式主要是通过人工智能驱动的临床决策支持系统（Clinical Decision Support System，CDSS），提供的是决策支持，而非简单的信息支持。人工智能不依赖于事先定义好的规则，能够保证证据更新的时效性，快速智能地处理临床数据和医生反馈，拓宽查询以外的应用场景。其思辨能力甚至能在一定程度上弥补临床医生医学知识的局限性，帮助其做出恰当诊断决策，改善临床结果。

人工智能辅助诊断一般的模式为"理解病症—评定医学证据—选择治疗方案"三个步骤。利用自然语言处理、认知计算、自动推理、机器学习、信息检索等技术，人工智能可以获取患者病症，模拟医生的诊断推理能力，为医生诊断与制订治疗方案提供辅助。具体步骤如下：第一步，病症的获取包括患者自述、医生检查、化验结果分析等，系统会提取其中关键的特征并结合患者的历史健康信息，通过自然语言处理读取和理解病历。在此过程中，人工智能可以基于分析要求患者或医生提供某方面的病症补充，或提示需做的检查与鉴别要点。第二步，人工智能结合从文献、诊疗标准、临床指南和临床经验等数据积累中学习的知识，通过知识图谱和推理假设将获取的病症信息联系起来，形成可能的结论、置信度及证据，生成诊断结论和治疗方案建议。第三步，在权衡疗效、副作用、疾病转移及其他因素之后，辅助医生进行决策。

作为国内人工智能学科与医学交叉的典型领域，CDSS能够触及诊疗核心环节，国家许多厂商都在从不同的能力建设路径和切入角度探索CDSS。从业务的角度主要分为如下几类。

①科技企业。从建立医疗知识图谱和认知计算能力方面切入，构建能够读懂数据、循证推理的诊疗助手，从数据到决策的技术架构相对完整。

②医疗大数据企业。以参与数据结构化帮助医院提升数据管理质量的方式切入，积累临床训练集形成大数据平台和专病库，从而夯实CDSS能力的基础。

③传统HIS厂商。通过帮助医院部署电子病历评级产品，形成全科病历数据能力基础，切入合理用药、质量管理等质量控制功能系统。

④医学专业出版企业。为医院提供知识服务。传统出版行业（如人民卫生出版社）对出版资源进行数字化、结构化，形成知识库，与CDSS产品进行对接，为用户提供知识查询、知识提示、相似病历提示等服务。

从产品功能来看，CDSS中基于知识库的产品主要分为如下几类：为企业服务（ToB）全科辅助决策。从全科全病种角度出发，定位为辅助诊疗的产品。产品功能包括辅助诊疗、检查检验推荐、用药推荐、病历质控等功能，针对医生诊疗过程进行质量控制。ToB专科辅助决策。围绕单一病种，对从疾病预防到疾病发生的全流程进行质量控制。相较于全科产品，专科辅助决策产品更为深入，针对单病产生的价值也更大。

2. 国际辅助诊疗医工结合情况

从全球布局来看，科技巨头陆续开放人工智能平台，开启智能化辅助诊疗时代。在目前最热门的人工智能辅诊领域，各公司虽然在技术探索上比较深入，但或存在内部战略规划不当的问题、或缺乏成功的商业模式，有的并没有成功落地，有的在落地后并未起到预期效果，对于医院和医生的助力也有限。

以IBM Watson为例，它是最早大规模切入人工智能辅诊的，具有三方面的基础能力：理解+推理+学习。但目前的发展态势不甚乐观。Watson于2011年亮相，首先主攻难度较高的肿瘤辅诊。Watson通过海量汲取医学知识，诊治的病种有乳腺癌、肺癌、结肠癌、前列腺癌、膀胱癌、卵巢癌、子宫癌等多种癌症。医生将治疗史、分期特征、转移位点、危重病情况等输入Watson系统后，系统会给出多个诊疗方案，包括最优方案、谨慎使用方案和不推荐使用方案。在辅助诊疗助手的帮助下，医生可以校对自己的诊疗方案，从机器人的医疗大数据中得到更多启示。然而，大多数购买了Watson的医疗机构，都提到这套系统的价值仅是"帮助研究"，而不是"帮助治疗"。2012年，Watson通过了美国职业医师资格考试，并在美国多家医院提供辅助诊疗的服务。2017年2月，Watson的最大客户著名癌症研究机构MD安德森癌症中心中止了与Watson的合作；2018年7月，Watson被曝出存在巨大的安全隐患：它给有出血症状的癌症病人开了容易导致出血的药品，严重时可致患者死亡。对于这样可能致命的风险，各大医疗机构自然是敬而远之。之后，Watson出现健康部门大规模裁员、负责人离职等一系列引发外界猜测"Watson是否失败"的消息。

作为IBM重点投入的人工智能项目，Watson研发实力毋庸置疑，其后来与多家国内外一流医院能达成合作也说明医院对于它的信任和认可，但是在落地过程中，Watson仍然遇到了在实验室环境下预想不到的问题。这对于所有人工智能辅诊公司都很有启发意义。

产品价值高于一切。Watson面世的时候市场宣传强调了两点：Watson超越人类医生；Watson能解决人类医生都解决不了的疑难杂症。初期效果很好，迅速拉高了外界的期待值和接受度，推动了产品的快速落地。但是后来业内发现，Watson的准确率并不高于人类医生，甚至会犯一些"医学生都不会出的错"，比如漏诊心脏病。人工智能辅诊是一个冉冉升起的新领域，目前还缺少业内普遍认同的测试标准，各企业首先应该沉下心来打磨产品，确保产品在医生手中"是好用的"，而不是在产品还未在真实临床环境充分验证的时候就急于宣传，这不利于持续优化、完善产品。

人工智能辅诊不应以"取代"医生为目标。医疗不是简单的看病开药，更不是一个通过技术就可以轻松提效的服务性行业。随着患者医疗需求的不断增长、医学学科的精细化发展，"个性化治疗"越来越重要，这就凸显了医生作为一个与患者直接接触、交互、沟通的角色的重要作用。经验丰富的医生并不会像机器人一样给出一板一眼的建议，而是对症下药、量体裁衣。这种能力是在长期诊疗经验中获得的，并不是人工智能通过短时间学习就能比肩甚至替代的。因此，在可见的未来，人工智能在医生诊疗过程中起到的作用，更多的应该是"医生的助手"，充当医生的第二双眼睛，为他指出问题、规避风险、提高效率。

大量的病历数据才能支撑可靠的算法乃至过关的产品。据悉，IBM内部真正参与产品开发的人员数量并不充裕，使用的真实病历数量也不多。病历数量最多的单病种是肺癌，而肺癌的病历数量只有几百例，其他疾病更少。病历数据量对于训练算法远远不足，这可能是产品后来表现低于预期的原因之一。

3. 我国辅助诊疗医工结合存在的问题

整体看来，我国辅助诊疗医工结合领域的发展较为迅速，但仍有改进完善的地方，主要包括以下几点。

政策框架尚待完善。尽管国家已经在人工智能助力产业升级的大方向上给予了支持，但对于人工智能辅诊这一核心赛道尚无非常明确的具体政策引导。产业快速发展离不开政策的指引和扶持，产业的标准化发展更离不开政策的规范。在市场准入、落地场景、商业模式上，都需要政策框架的全面建设与完善，让行业内的参与者有据可依。具体来说，政策可以从以下两个方面进行制定。一是宏观上，通过人工智能辅诊产业化规划或者发展纲要的形式，给行业内外有志于人工智能医疗研发的企业、高校等打一剂"强心针"，为其产业化发展奠定基调，帮助行业快速构建从研发到落地的产业链；二是微观上，对研发实力强、研发投入大的龙头企业和标杆项目给予资金和政策支持（如准入方面优先审批、落地应用方面示范工程等），从而促进更多、更快的成果转化。

产品离融入真正临床场景还有一定差距。人工智能辅诊是直接辅助医生的产品，需要尽可能地贴近医生临床上的习惯和需求。在产品落地的过程中，需要根据与医生面对面访谈、调研，对产品功能和流程做相应调整和改进，让其在不改变医生诊疗习惯的前提下无缝嵌入医生工作。但整体看来，人工智能技术公司在提高产品的临床适用性和实用性上需要做的工作还有很多：在产品设计阶段，就要充分了解临床需求和实际痛点，让技术方向和医疗需求紧密对接；在产品研发结束后，应该开展一定规模的临床试用，请医生评判是否好用；在产品正式上市大规模铺开后，要继续调研、定期检查、抽查改进。

数据安全问题。人工智能辅诊产品能接触到大量病历数据，如果管理失当可能出现严重的数据安全问题。政府和行业应当共同构建医疗数据背后的标准规范体系、安全技术体系、数据生命周期管理体系等，将数据格式、数据质量、开放接口等规范起来，从流程和制度上双管齐下，严控数据安全。

4. 我国辅助诊疗医工结合生态建议

辅助诊疗是医工结合领域重要的板块。因为深入医疗核心环节，它的重要性不言而喻。针对辅助诊疗医工结合生态有如下建议。

政策引导。基层诊疗能力偏弱是长期存在且不得不解决的一个问题，而人工智能技术为解决这个问题提供了思路。在人工智能与医疗行业结合的初期，从政府角度去引导基层医疗机构熟悉、接纳并使用人工智能技术，这对提升基层医疗水平、加速人工智能医疗产业发展是非常关键的。

行业规范。行业的健康、长远发展需要有一套严格的行业规范。作为一个新兴行业，如果没有规范，那么必然会造成产品参差不齐。以数据为例，数据既是行业"关键燃料"，也是一个"烫手的山芋"。从数据合法合规地使用，到数据被妥善地管理，全流程中某一环节的疏忽都会酿成大错。因此，从政府和行业角度去出台数据相关的行业规范（从数据的采集、应用到输出的全面规范），对于整个行业的良性发展尤为关键。

多方合作。辅助诊疗是与临床结合最为紧密的人工智能医疗产品之一，同样也是人工智能医疗的技术高地。要想让这种产品真正服务于医生诊疗的每一个环节，且真正做到好用、可解释，需要多方一起合作，相互融合，在良好的合作关系中达成。比如，医院、企业、传统医疗信息化厂商等多方合作研发，这样可以让技术开发与临床需求更紧密地联系在一起，确保产品成果转化顺利，真正服务医疗痛点，也可以让有需求的医疗行业参与方从人工智能技术赋能的创新产品和项目中尽快获益。

（六）病理诊断：医工结合现状及生态情况

病理诊断领域的医工结合以数字图像技术为基础，形成了数字诊断（本地诊断）、远程诊断和人工智能辅助诊断三位一体的数字病理学。数字病理学在概念上是把大伞，注重技术层面；远程病理学作为一个完整的医疗系统，强调诊断过程；人工智能辅助病理诊断关注的重点是对组织形态的自动识别功能。

病理诊断是一种基于图像信息的诊断方式，被誉为疾病诊断的"金标准"，却由于自动化程度较低、病理医生缺乏等原因而发展落后。通过图像识别技术，人工智能助力病理诊断转向数字化诊断，能有效提升病理诊断效率，有望突破行业瓶颈。

1. 我国病理诊断医工结合基本情况

目前，我国病例诊断技术仍然基于传统病理技术［石蜡切片、HE染色（苏木精-伊红染色等）］的基础，但是已经在探索使用高科技手段和新技术、新发明来帮助提高诊断水平和诊断效率。基于人工智能技术的病理智能诊断和辅助诊断技术不断发展，依托计算机、信息化技术的高新技术手段，为病例诊断提供了新的解决思路和解决办法。

目前已经有多所高校、医院及科研机构都建立起数字病理切片系统的可视化数据库。诸多大学建立起统一的形态学数字切片网络教学平台；国内许多大型医院的病理科和中心实验室已经建成数字切片库，用于远程病理会诊，并尝试性地开展联合诊断。

病理人工智能开发包括数据积累、算法开发、场景应用等环节，高质量的数据资源是进行有效算法开发的关键。由于应用场景、病种、病程等不同，病理数据的获取、分类难度较大。现阶段人工智能在病理中主要应用于细胞病理的宫颈癌筛查。目前国内人工智能病理行业主要由上游的硬件设备、试剂生产商，中游的病理专家和智能算法软件开发企业，以及下游的医院、疾控中心和独立实验室等应用终端构成。

国内人工智能病理行业的参与者以拥有大量数据的病理产业链企业、提供算法的人工智能企业为主，两者的合作是企业发展的关键。病理人工智能的落地推广有望填补病理医生缺口，解决病理行业供给严重不足、医疗资源分配不平衡的问题，极大促进分级诊疗的落地。

2. 国际病理诊断医工结合情况

国外在数字病理切片系统的应用上已达到较高的水平，例如，澳大利亚新南威尔士大学早在2004年就首次成功将数字切片系统应用于病理学教学与考试的累积性评估；国外的数字病理切片系统在远程会诊和远程切片分析方面也得到了广泛应用，例如，德国已经实现利用数字病理系统进行乳腺癌远程诊断。

2017年，《自然》杂志封面发表关于利用深度学习识别皮肤病变的文章，将智能识别与21位皮肤科医师诊断比较，结果是系统识别精准率达91%左右[1]。美国的Enlitic、加拿大的Imagia等均开展相关研究工作。谷歌大脑与Verily公司利用大量肿瘤组织和正常组织的病理切片进行训练产生的人工智能诊断模型，与一位资深病理学家进行了"人机大战"，比赛结果是，人工智能无论在耗时与准确率上都完胜人类。美国Thinprep系统是全自动细胞诊断系统，但它仅仅挑选可疑的细胞，然后供细胞学医生来诊断。

2017年9月，FDA批准了飞利浦IntelliSite病理学解决方案，这是获批的第一个整体切片成像（WSI）系统。

2019年7月，纪念斯隆·凯特琳癌症研究中心（MSKCC）数据科学家和机器学习专家Thomas Fuchs团队开发的一个叫作Machine Learning的人工智能系统，有望为

---

① *Nature:* Dermatologist-level classification of skin cancer with deep neural netwok.

肿瘤病理学带来颠覆性改变。研究团队训练超级计算机通过数字化显微切片识别癌症，大大加快了样本分析的进程，使病理专家能将注意力集中在最相关、信息量最大、最有价值的切片上。

这项研究发表在《自然医学》（*Nature Medicine*）杂志上，堪称癌症病理学的重要里程碑。这种新型的人工智能系统有望被全球病理专家用来辅助他们做出更准确的诊断。这是目前建立的首个临床级别的人工智能系统。在此之前，数字化病理在美国还没有广泛应用于初级诊断，一定程度上是因为这项技术成本高昂，并且其获益有待确切证明。

欧盟范围内的数字/远程病理诊断（包括远程初始诊断、远程IOC和远程病理会诊）是合法的，IVDD指令即体外诊断医疗器械指令已经批准了多款主流数字病理解决方案用于数字/远程病理诊断，加拿大、澳大利亚及美国等也陆续批准多款数字病理解决方案用于数字/远程病理诊断。多国的学术机构也相继制定了相关的技术标准和临床指南。数字/远程病理诊断在欧美的生态环境和发展态势非常良好。

远程病理学的一些发展经验主要包括：区域性远程病理中心及多中心分布式架构是远程病理运行的较理想模式；政府出资、学术医疗中心牵头、中介组织负责运营是远程病理实施的成功经验。

3. 我国病理诊断医工结合存在的问题

相比于检验科、影像科的诊断，病理科诊断具有自动化程度低、诊断时间长的特点。病理诊断可分为取样、制片、染色、诊断四个环节，取样环节是否取到病变细胞、制片及染色后成片是否清晰都会直接影响最终的诊断结果，因此对制片的技术人员具有较高的要求，但目前自动化水平较低。由于病理诊断是通过对细胞层面的医学影像进行观察诊断，为防止漏诊，一个组织样本往往制成多个切片，制片、染色、诊断、报告等各个环节耗时较长，相较于检验、影像科室，病理科诊断所需时间较长，需要更多的专业人力投入。

绝大部分病理医生集中于二级以上医院，基层病理资源尤为匮乏，无法开展后续诊疗。基层病理医生匮乏导致基层医疗机构没有病理诊断的能力，只能将患者转诊到大医院进行后续诊疗或者采取保守治疗。病理人工智能远程诊断或独立实验室可帮助基层医疗机构进行病理诊断，使基层医疗机构具备了开展后续诊疗的条件。

实现病理人工智能诊断的主要关键点在于标准化的制片、数字化处理、足量的基础数据对算法模型进行训练、对人工智能算法假阴性率（病变细胞误识为正常细胞）的控制等。首先，通过人工智能识别图像进行诊断，对于切片图像的标准化要求是比较高的，能够保证稳定的制片以及成像标准的仪器就成为开发病理人工智能算法的基础。其次，病理诊断覆盖的疾病种类较多，尤其是癌症类型繁多，要实现病理人工智能对各个病种的精确诊断需要大量的病例数据支持。目前，行业的主要切入口在于通过对常见病种普查的辅助诊断来降低病理医生的重复性工作，提升病理诊断效率。这一模式的关键在于控制病理人工智能算法的假阴性率，防止出现由于算法的误判导致漏诊，保证病理人工智能能够在保证诊断有效的前提下提升效率。

数字/远程病理学在我国的起步比较晚，从2011年底国家启动全国远程病理会诊试点算起，只有将近10年的时间。与国外相比，国内的数字/远程病理学在临床应用与普及的程度上存在明显差距。目前，我国人工智能病理辅助诊断发展面临的瓶颈和挑战如下。

（1）政策层面

市场准入：人工智能相关医疗器械认证存在困难；药监局审批人工智能数字病理产品所需的标准数据库尚未建立；人工智能数字病理产品迭代更新快，但新产品的审批流程长。

临床应用：缺乏人工智能数字病理产品的应用评价体系、临床使用指导指南和质控标准；临床应用的数据归属、责任界定等伦理问题尚未得到解决。

定价和报销：数字病理领域缺乏可参考的定价模型，现有主流的生产成本定价法不适用于人工智能产品；人工智能数字病理产品的定价体系尚未健全，数字化改造、存储、人工智能处理等环节在目前的定价体系中没有得到体现。

云平台的认证管理：充分利用5G的连接和数据共享、管理规范体系还未建立。

（2）数据层面

医院和大学之间的数据共享存在技术瓶颈；缺乏稀有病种训练数据；医学数据泛化能力差，在特定场景下完成的技术和数据分析并不能迁移到另一个场景；医疗数据收集、分析的许可过程不规范；数据标注标准不清晰，得出的数据标注结果差异大；未建立标准图像格式规范，数字化图像的兼容存在困难；疾病形态的快速变化对数据的实时性要求较高；国内尚缺多功能、高通量、全定量的数字扫描设备。

（3）教育和认知层面

缺乏既懂人工智能又懂病理的交叉学科人才，医生和人工智能专家之间的流畅沟通仍存在困难；不同地区、不同等级的医疗机构之间对人工智能的认识水平有较大差异，基础知识的普及还未到位；临床医生和患者对人工智能工具缺乏认可。

近年来，各种学术活动及网络上不乏远程及数字病理的内容，但大多数都流于表面化和碎片化，难以让人在整体学科层面上对远程病理学的基本知识有一个完整、系统、全面和深入的了解。

我国很多高精尖技术及相关技术人员大部分分布在高校、科研机构当中，由于我国高校和科研机构分布不均衡，也造成了病理诊断医工结合能力分布不均衡。

人们对病理科数字化（以数字图像分析和本地诊断为中心的病理工作流程转变）的不积极态度阻碍了数字病理学的发展进程，而病理科数字化又是临床病理通向人工智能辅助诊断的必由之路。病理业界和病理医生认识不足，态度不够积极，参与热情不高。虽然各种投资机构热情高涨，但投资分散、规模偏小、水平和能力各异、缺乏医学数据和病理专业人员的有效参与。

此外，我国人工智能病理辅助诊断发展面临的瓶颈和挑战还包括：缺乏顶层设计和大型医疗机构的引领；在学科层面缺乏系统的数字/远程病理学专业知识；图像处理技术和国产设备（扫描仪）与国外主流先进设备存在差距，从而影响了国内传统病理科的数字化转变动力。

4. 我国病理诊断医工结合生态建议

（1）建立人工智能数字病理的产品注册认证体系、质量体系、收费和定价模式

目前人工智能数字病理产品的定价体系尚未健全，"病理医生+人工智能"的诊疗价值在现有收费中没有合理体现（而影像科有类似收费），人工智能产品不适合按现有主流的生产成本定价法，且缺乏可参考的定价模型和卫生经济学数据支持。

（2）建设人工智能数字"云病理"平台

"云病理"平台是将扫描的病理切片图像转换成可以传送的数字图像，然后通过无损压缩技术将数据上传到云端。远端的专家可以在任何时间利用移动终端或者工作站接入"云病理"平台，实时地对数字化病理切片进行全息浏览并做出准确诊断。

"云病理"平台可以实现远程人工智能病理诊断，打破地域限制，这对建设我国人工智能辅助诊断生态意义重大。即在改善患者就医体验、降低患者就医成本、拓展临床诊疗能力、缓解医疗资源紧缺和实现医疗资源共享方面均有重要价值，具体包括以下几点。

① 结合5G网络的人工智能数字"云病理"平台，可实现对影像数据的集中管理、统一监管。

② 更高效率的人工智能数字"云病理"平台将促进远程会诊，在有效的诊断时间窗口给予患者及时准确的诊断，缩短检测结果报告时间，降低病理诊断成本，惠及广大患者。

③ 对于病理分析而言，病理图像的尺寸非常大，医生经常要识别病理图像中非

常细微的组织变化，5G技术将对"云病理"平台中病理影像的存储和传输带来重大的变革。

④充分发挥高校、科研机构中科研人员的创新能力，并且通过区域带动作用来实现我国病理诊断医工结合的均衡发展。

⑤增加病理诊断医工结合方面的资金支持，通过高成本的数据、技术储备，来达到后期的顺利发展。

⑥进行先进人员和先进设备的适当引入，取长补短，加快发展。

⑦建立数字/远程病理学的相关学术机构，来引领病理诊断医工结合的发展。

⑧举办各种教育、培训及学术研讨活动，并鼓励和吸引病理医生积极参与，以提高他们对数字/远程病理及病理诊断方式变革的认识。

⑨提高国内图像处理技术和国产设备（扫描仪）的性能水平，如提高扫描速度和一次扫描合格率、增加扫描容量、加速研制染色封片扫描一体机等。

（七）虚拟助手：医工结合现状及生态情况

1. 我国虚拟助手医工结合基本情况

虚拟助手可以在医生诊疗之外提供辅助性的就诊咨询、健康护理和病例跟踪等服务。

在我国，智能虚拟助手相关技术和产品正在大力研发中。由我国企业研发的导诊机器人已经面市，有望缓解就诊高峰时医院人手不足的问题。基于智能语音识别、自然语言理解和语音合成等技术，导诊机器人能够提供医院位置咨询、常见病和症状咨询以及常见知识问询等服务，可减轻导诊人员的重复性咨询工作，实现对患者的合理分流。

2. 国际虚拟助手医工结合情况

目前，国际上虚拟助手的代表性产品主要有如下几个。

Alme Health Coach。这是聊天机器人公司Next IT开发的一款慢性病患者虚拟助理，能够自动帮助慢性病患者规划日常健康安排、监控睡眠、提供药物和测试提醒。

美国的Modernizing Medicine公司针对专科医生开发了一款移动版电子病历（Electronic Medical Assistant，EMA）。医生通过该应用平台，可以实现电子化办公、诊断等。通过EMA，医生可以快速追踪每个病人的医疗数据，从而迅速了解病人的病史，并借助相应的数据分析来判断最佳的治疗方案。

AiCure治疗监测技术。AiCure是一家位于纽约的初创公司，该公司的主要产品是一款App。该App可以利用面部识别技术来判断患者是否按时服药，通过监测等技术手段提升用药依从性（患者对用药方案的执行程度）。

Ask The Doctor。Ask The Doctor 平台在加拿大多伦多建立。该平台的目标是让患者迅速获得全世界医疗专家的建议。在这个平台上患者不仅可以向医生提问，还可以选择匿名上传完整的病例史，以便于医生提供更准确、成熟的建议。

3. 我国虚拟助手医工结合存在的问题

由于既有的政策法规和社会习惯的影响，医疗虚拟助手的应用仍然受到了诸多制约。例如，在政策法规方面，由于医疗责任主体不明，监管部门禁止虚拟助手提供轻微疾病的诊断以及重症治疗的任何建议，仅仅允许其在一定情况下发挥咨询作用。同时，许多医师也对这些应用质疑重重。譬如，通常情况下，很多患者并不能清楚地认识自身的病情，也不会用专业的术语对其进行描绘。因此，单凭病人自己与机器人沟通，很可能会造成一定的偏差与错误。

4. 我国虚拟助手医工结合生态建议

产品应用前期，需要人类医生更多地介入产品的使用和完善，虚拟助手主要承担辅助医生的工作。在交流中，医生可以有效挖掘出许多病情信息，并在沟通的过程中即时安抚患者。

相较而言，在长远发展中人工智能可以具备更多的优势。医生们现在所担心的问题也可以随着数据的完善、算法的进步和人们素质的提高而得到解决。届时，人工智能不仅能够通晓所有病症知识，具备高效辅助人类医师的能力，还能大大降低医疗成本。

（八）健康管理：医工结合现状及生态情况

智能健康管理是通过整合医疗与信息技术相关资源，运用信息化技术，建立高品质与高效率的健康监测、疾病防治服务体系、健康生活方式与健康风险评价体系，对人群进行健康评价、制订健康计划、实施健康干预等，防治常见病和慢性疾病的发生和发展，提高患者生命质量，降低医疗费用，实现较好的健康管理。

1. 我国健康管理医工结合基本情况

2019年的中央政府工作报告强调，做好常见慢性病防治，把高血压、糖尿病等门诊用药纳入医保报销。近年来，随着我国疾病谱的变化以及老龄化问题的加深，我国慢性病患者逐渐增多。在支持慢性病管理行业发展方面，我国加大对健康管理的资金投入。

我国出台了相关政策引导及完善行业发展，从家庭医生签约、医疗支付方式、提高全民健康水平等角度，着力控制我国慢性病患病率，提高我国人民的健康水平。2017年2月发布的《中国防治慢性病中长期规划（2017—2025年）》提出，到2020年，慢性病防控环境显著改善，降低因慢性病导致的过早死亡率；到2025年，慢性病危险因素得到有效控制，实现全人群全生命周期健康管理。

在政府大力支持下，我国健康管理行业发展势头强劲，慢性病管理从线下延伸到线上、从单点延伸到院前院中院后全流程是大势所趋。整体看来，健康管理有如下几种模式。

①院前—生活方式管理。通过线上App的方式管理用户的运动及饮食，定期督促用户运动，代表性的企业是Keep自由运动场等。

②院前—在线问诊。通过提供即时性的问诊服务，帮助患者能够在院外场景中及时获取对自身状况的详细理解，代表性的企业包括春雨医生、好大夫在线等。

③院前—线下体检。通过线下体检机构让用户定期进行体检，及早发现潜在疾病，并对"不正常状态"进行预警及干预，代表性的企业包括东软熙康、爱康国宾等。

④院后—第三方患者慢性病管理。患者在自我管理App上，通过手工或智能可穿戴设备对健康指标进行监控记录，并依靠App的智能算法，对自身慢性病进行管理，代表性的企业有糖护士、微糖等。

⑤院后—医院/药店慢性病管理。医院/药店通过借助第三方慢性病管理体系来提升患者黏性及复诊积极性，典型的案例如掌控糖尿病与医院的合作模式，蓝信康与国大药房的合作模式等。

目前我国智能健康管理系统发展处于初级阶段，且多处于开发探索阶段。我国智能健康管理系统主要包括向人群推送健康知识、健康信息采集、健康行为计划及干预、就诊预约挂号、疾病状况及风险评估分析、医护患远程沟通等内容。随着智能健康管理系统数量的增加，不同系统内涵盖内容侧重点不一，涉及的主要内容也越来越丰富，其中也包括我国特色中医健康指导及干预。

2. 国际健康管理医工结合情况

随着互联网/芯片传感/人工智能技术的发展，国外慢性病管理行业生态发生着变化。有如下三类较为典型的慢性病管理模式值得国内借鉴。

①线下慢性病管理。基于社区与医疗服务体系紧密融合，为慢性病患者提供生活方式医学健康管理。如加拿大公司CWI，依托社区医学健身设施、专业的医学团队，基于临床循证医学、制定个性化的生活方式医学处方，提供以医学、运动、营养、睡眠、心理等方式结合的新型慢性病预防和康复疗愈健康管理方式。

②ToB慢性病管理。针对团险降低慢性病医疗支出的需求，向企业/保险客户提供慢性病管理服务并获得商业收益。如美国公司Livongo，通过搭建软硬一体的慢性病管理平台，根据智能硬件数据采集+手工输入饮食数据，生成个性化慢性病管理计划，可与家人共享数据，实现及时预警提醒；同时后台配有健康专家（健康教练、医师）团队，根据检测数据向用户提供建议。

③病友社区。美国公司Patients Like Me能够让患者在平台上与状况相似的病人进行交流，同时可加入不同主题的社区，进行问答互助交流。

国外推行智能健康管理的主要形式有：建立远程呼叫中心、推送预约提醒短信、远程医疗救助等，不但可以扩大卫生服务覆盖面、促进居民个人健康管理，也能通过居民健康信息传输提升医护人员专业知识水平。

3. 我国健康管理医工结合存在的问题

慢性病管理在我国还有很大的发展潜力和空间。由于处于起步阶段，除产业规模较小、服务供给不足外，我国健康服务业还存在服务体系不够完善、监管机制不够健全、开放程度偏低、观念相对滞后等问题，供给不足与资源浪费现象并存。

慢性病管理是一个综合性的复杂系统，其中既涉及社会化医疗体系建设，需要对慢性病管理进行宏观上的规划布局，又需要针对具体慢性病患者进行技术性、可得性和持续性的干预管理，需要患者积极配合，并实现可持续的跟踪治疗。综合来看，构建慢性病管理体系需要有针对性地解决四个问题。

服务的碎片化。慢性病管理需要围绕慢性病患者，构建包括日常照护、专家诊疗、药物干预、养护结合、康复保健、重急防护等完整的慢性病系统。而这些医疗资源和服务都由不同的医疗机构或医生提供，这就使慢性病管理面临医疗服务碎片化的困境。

信息的完整性。医疗信息的碎片化来自医疗资源分布的碎片化。通过建立机制，整合医疗资源进行慢性病管理的同时，需要打通医疗信息管理环节。

支付的可行性。如何设计支付方式，保障慢性病管理机构的利益，确保慢性病管理商业模式的可行性，是慢性病管理能够顺利推行的重要基础。目前，政府医保已经看到了区域慢性病管理的重要性，慢性病管理的支付模式还有待进一步创新。

落地的操作性。在落地层面上，面临如下两个重要问题。首先是患者依从性差的问题。一方面信息不对称，缺少专业信息；另一方面信息泛滥，铺天盖地的常识、偏方、疗法，让患者无从选择。加之惰性影响，使患者很难坚持下去。其次是医疗资源配置不均衡导致服务难落地。大医院医生和门诊资源紧张，无法分出更多的人力和资源用于完成高质量的慢性病管理服务；基层医疗机构技术薄弱，医保支付级差低（不同等级医院间的报销比例额度差别不大），药品目录范围受限，在患者的信任层面和服务质量上都尚有优化空间。

4. 我国健康管理医工结合生态建议

我国要构建以慢性病管理为核心的健康管理体系，需要有针对性地解决以下问题。

保证慢性病管理服务的可持续性。慢性病管理既需要对慢性病患者进行日常疾病管理，又要建立一个机制，可以调动其他医疗系统资源，为慢性病患者提供综合性、专业性的服务。但是基于社会医疗体系碎片化的现状，需要在大型医疗机构、专业医疗机构与社区医疗机构之间建立医疗服务协调机制，保证慢性病管理的可持续性。也就是说，慢性病管理需要一个组织机制，提供调动相关医疗资源的能力，以提高医疗服务的可持续性。

解决慢性病医疗信息的完整性问题。医疗信息的完整性，即医疗信息的"互操作性"，是指两个或多个不同医疗组织体的信息系统网络之间，按照事先签署的协议，彼此就特定的任务交换并使用数据的过程和能力。解决完整性问题有两种思路：一种是基于区域内某一个或几个大型三甲医院，构建区域慢性病管理系统；另一种是基于区域的慢性病管理平台，集成区域内各大医疗机构的信息系统，包括社区医疗服务站和重要三甲医院，并根据慢性病情况建立数据库和规则库，以支撑区域内开展慢性病相关管理服务。

探索慢性病支付方式确保商业模式的可行性。慢性病管理的商业模式应与政府管理模式相结合。政府对公共慢性病的管理方式、商业模式的建设具备底层性和基础性的重要影响，不同慢性病管理运作方式衍生出不同的商业模式。如在慢性病管理体系相对完善和成熟的地区，社区医疗机构是开展慢性病管理的核心部门，可从社区医疗机构着手构建商业模式。有的地区慢性病管理则主要由区域内公立医院承担，则需要基于公立医院的慢性病体系构建商业模式。

"互联网+医疗政策"的有机结合是解决落地难的重要抓手。首先，在"互联网+医疗政策"的推动下，慢性病管理产业互联网化不仅可以实现患者的三大重要诉求，即打破依从性、场景家庭化、决策精准性，还满足了患者长期持续用药、定期复查、定期监测体征数据以及经验分享、饮食调节等需求。其次，借助互联网平台模式的搭建，完成慢性病管理的线上化，将三甲医院顶级医生的知识体系应用于基层，可打破区域和分级医疗资源配置不均衡的现状。而对于互联网慢性病管理企业来说，借助互联网医疗平台的资源整合能力，深耕慢性病人群也是未来的重要发展方向。

此外，针对智能健康管理系统面临的信息安全等问题，可参照医疗器械监管方法，在上市前依据对健康行为影响的大小以及安全系数的高低分别使用Ⅰ类、Ⅱ类、Ⅲ类标示事件，上市后采取质量体系检查、不良时间再监测和再评价、违规行为行政处罚等措施，形成完整的监管方法，保证用户使用安全。

研发更具有专业医疗特色的智能健康管理系统，使更多人群受益。以常见病和多发病的健康管理为契机，提高全国范围内医院、社区、家庭智能健康管理系统的普及率，不仅实现个人全生命周期的健康管理，还可通过大数据的融合，为医疗、用药、护理、康复等多方面提供有力证据，对疾病起到预测、监测及管理作用。

（九）医药研发：医工结合现状及生态情况

1.我国医药研发医工结合基本情况

目前，在药物制剂研发领域，我国还处于传统的实验室重复试错阶段，传统方法效率较低，人力、物力投入大，研发时间长，无法提前预测结果。

医药产业是我国确定的七大战略新兴产业之一。传统的药物研发过程通常包括新靶标发现（包括靶标发现和新靶标确证等）、药物发现（包括先导分子发现和分子优化等）、药物开发（包括临床前研究和临床研究）和审批上市等四个阶段。

新药研发主要有三大特点，即耗时长、投入高、成功率低。随着人工智能技术的发展，一些新型的人工智能算法被运用到新药研发的各个阶段，极大地提高了新药研发的效率和成功率。

人工智能主要应用其强大的发现关系能力和计算能力助力新药研发。在发现关系方面，包括药物与疾病的链接关系、疾病与基因的链接关系等。人工智能具备自然语言处理、图像识别、机器学习和深度学习能力，不仅能够更快地发现显性关系，而且能够挖掘那些不易被药物专家发现的隐性关系，并构建药物、疾病和基因之间的深层次关系。在计算方面，人工智能具备的强大认知计算能力，可以对候选化合物进行虚拟筛选，从而更快地筛选出具有较高活性的化合物，为后期临床试验做准备。

人工智能在新药研发领域主要应用于靶点发现、化合物合成、化合物筛选、晶型预测、患者招募、优化临床试验设计和药物重定向七大场景。这七大场景也是我国在人工智能辅助药物研发方面的主要发力点。

靶点发现。传统靶点研究以直观的方式定性推测生理活性物质结构与活性的关系，进而发现机体细胞上药物能够发挥作用的受体结合点（靶点）。药物学家参考相关科研文献和个人经验去推测靶点，需用多年的时间，而且发现靶点的可能性极低。人工智能通过自然语言处理技术学习海量医学文献和相关数据，通过深度学习去发现药物和疾病之间的作用关系，找到有效靶点，缩短靶点发现周期。

化合物合成。化合物合成主要通过分析小分子化合物的药物特性，包括与靶点结合的能力、药物动力学、药物代谢学等，挖掘药物活性、药效较好的化合物，然后按照特定路径进行合成设计。在该环节，药物学家和化学家会对数千万种化合物依次进行计算机模拟试验，需要耗费几年时间才能找到活性较好的化合物进行合成，成本通常在上百亿美元。而人工智能利用其机器学习和深度学习的能力，模拟小分子化合物的药物特性，能够在数周内挑选出最佳的模拟化合物进行合成试验，能够大幅降低化合物合成的成本。

化合物筛选。每一种药物作用的靶向蛋白和受体都不专一，如果作用于非靶向蛋白和受体就会引起副作用。对于尚未进入动物试验和人体试验阶段的新药，需要提前对其安全性和副作用进行检测判断，以筛选出安全性较高的药物。目前，主要采用高通量筛选方式进行化合物筛选，在同一时间由机器人进行数以百万计的试验。而人工智能可以从两方面切入化合物筛选场景：一是利用深度学习和计算能力开发虚拟筛选技术以取代高通量筛选；二是利用图像识别技术优化高通量筛选过程。

晶型预测。小分子晶型不同，药物稳定性和溶解度就不同，因此，稳定的晶型结构关系到药品质量，特别是对于已上市药品，如果发生转晶现象，将会给药企带来灾难性的损失。而小分子存在多晶型现象，有的晶型稳定性强但溶解度差，有的晶型溶解度好但稳定性差。如果单纯依赖人工去获得稳定性强且溶解度好的晶型，不但需要耗费大量时间进行试验尝试，而且成功的可能性也极低。人工智能的出现可以在很大程度上改善晶型预测效果，其依靠深度学习能力和认知计算能力，处理大量的临床试验数据，能在几小时甚至几分钟内找到药效最好的晶型。

患者招募。新药在进入审批前，需要进行三个阶段的临床试验，找到合适的患者是临床试验得以开展的前提和基础。试验管理人员需要从海量的病例中找出那些符合药物试验的患者，并且通知受试者，该过程需要花费大量的时间去筛选病历。而人工智能依靠深度学习能力，能够从海量的临床试验数据中提取相关信息，将试验结果与病人情况进行自动配对，提高精准匹配效率。

优化临床试验设计。药物临床研究阶段包括试验方案设计、试验流程管理、试验数据管理统计分析等内容，如果仅仅依靠人工，不仅工作量大，而且容易出错。人工智能具备的机器学习和认知计算能力，能够广泛应用到各个环节，提升整个临床试验的效率。

药物重定向。老药新用是目前寻找药物的常用方式，它的实现方式是将市面上的药物及人身上的1万多个靶点进行交叉研究及匹配。依靠人工智能强大的自然语言处理能力和深度学习能力，从散乱无章的海量信息中提取出能够推动药物研发的知识和新的可以被验证的假说，将给试验速度带来指数级的提升。人工智能在药物重定向环节的应用，可以省去靶点发现和药理作用评估等环节，有望降低药物研发成本，缩短研发周期。

2. 国际医药研发医工结合情况

目前，国际上人工智能技术用于药物制剂开发还处于起步阶段。其中，靶点发现环节的人工智能企业数量最多。

美国Atomwise公司将深度学习技术运用于新药早期评估。Atomwise公司用超级计算机分析已有数据库，并用人工智能和复杂的算法来模拟药品研发的过程。在研发的早期阶段评估新药研发风险，降低研发成本，并且该评估可以在几天内完成。Atomwise为制药公司、创业公司和研究机构提供候选药物预测服务。Atomwise的服务可以预测哪些新药品有效、哪些无效。

3. 我国医药研发医工结合存在的问题

在教育方面，主要的问题是学科交叉人才稀缺。计算科学与医药相关学科都具有较高的壁垒，两者的结合具有较大困难。目前生物药物同传统药物不同，生物大分子有数量大、空间特异性强等特点。目前人工智能还不能很好地应用在生物药物的研发上，不仅需要提升技术能力，且严重缺乏既懂人工智能技术又精通医学知识的复合型跨界人才。需要加强学科间交叉，特别是多学科思维的建设。

在应用方面，当前人工智能辅助药物研发应用层次还相对较浅，还有众多基础科学的方面需要探索，如蛋白构象相关研究、药理学、药物代谢模拟等方面的相关研究。当前人工智能技术的应用方向还相对有限，需要拓宽。

机器学习算法高度依赖于大数据，如果没有充足的数据则无法进行机器学习建模。国际上目前有许多公开的医药相关数据库，如PubChem、DrugBank、Drugs等，但是我国的医药数据库建设还处于起步阶段。这将掣肘大数据、人工智能在我国医药领域的发展。

4. 我国医药研发医工结合生态建议

促进交叉学科快速发展，大力培育交叉学科人才。当前，高校需要进行多元化的基础学科教育。改善学科交叉创新的奖励机制，加强交叉创新奖励。

在药物研发方面，加强人工智能辅助药物研发商业模式的研究。只有具备良好的商业模式，才能对产业发展提供良好动力。

我国应结合目前医药研发的实际情况，制定办法循序渐进地鼓励相关高校和科研机构、医药企业通过跨学科合作、与科技企业合作、人才引进等方式，引入包括大数据、人工智能在内的计算机技术和数学建模方法，服务于我国的医药事业。

（十）医疗大数据：医工结合现状及生态情况

医疗健康大数据是大数据在医疗领域的一个分支，是指在与人类健康相关的活动中产生的与生命健康和医疗有关的数据。根据健康活动的来源，医疗健康大数据可以分为临床大数据、健康大数据、生物大数据、运营大数据，在临床科研、公共卫生、行业治理、管理决策、惠民服务和产业发展等方面影响着整个医疗行业的变革。

1. 我国医疗大数据医工结合基本情况

我国近年来开始发展医疗健康大数据，"互联网+人工智能"为解决优质医疗资源稀缺、医疗资源分布不均等问题起到了一定的作用。"互联网+"、大数据、人工智能、区块链与医疗的融合发展，已经成为我国重点发展布局的新业态。

在国家政策的支持下，医院信息化程度越来越高。同时，医保改革对于数据支撑的要求也越来越高。在这样的积极需求的牵引下，医疗大数据领域的发展是空前蓬勃的，无论是传统信息化厂商还是新兴的大数据厂商都有长足发展的动力。医疗健康大数据产业链的上游是数据供应商（医疗机构等）或存储计算服务（云服务商）；中游为产业链核心企业，多为具有影像识别、深度学习、自然语义分析等核心技术的技术型企业，该类企业可为相关机构提供数据处理服务，在分析及可视化后赋予数据价值；下游为应用场景，分为B端和C端。B端包括医院、药企、政府、保险等企业，C端为患者，其最终的目的是提升医疗服务的效率和质量，降低患者及健康人群的就医费用。

2. 国际医疗大数据医工结合情况

美国、英国、日本等发达国家已搭建起较为成熟的医疗健康大数据服务平台，并在有效管理和技术升级上展开激烈竞争。

美国大数据巨头正在积极展开医疗健康行业大数据布局。Oracle开发了医疗供应商供应链分析软件、企业医疗分析软件，IBM开发了医疗防欺诈与滥用管理系统（FAMS），SAS提供了JMP医疗数据挖掘分析软件，Kronos开发了医护劳动力管理信息系统。

英国积极发展个性化医疗，首个综合应用大数据技术的医药卫生科研机构"李嘉诚卫生信息与发现中心"包括"靶标研究所"和"大数据研究所"两个机构，旨在利用大数据技术收集、存储和分析大量医疗信息，确定新药物的研究方向，减少药物研发成本。

在专病库的建设方面，国外已有比较成熟的案例。以肿瘤为例，肿瘤数据的收集、分析一直是各国肿瘤研究乃至促进国民健康的重点，高质量、大规模样本的肿瘤数据库建立成为各国肿瘤研究的基础。比如美国，很早就注重肿瘤类专病数据库的建立。美国监测、流行病学和结果（Surveillance, Epidemiology, and End Results, SEER）数据库1973年由美国国家癌症研究所建立，是用于监测肿瘤发病情况、分期、治疗以及预后信息的数据库。美国国家癌症数据库（National Cancer Database, NCDB）始于1988年，由美国外科医师学会与美国癌症协会建立，是以医院为基础的癌症登记系统。

美国走在医疗真实世界研究的应用前沿。2019年4月，辉瑞的爱博新获FDA批准男性乳腺癌新适应症，成为第一例仅基于真实世界证据（RWE）获批的新药物适应症。2019年5月，我国国家药品监督管理局药品审评中心发布《真实世界证据支持药物研发的基本考虑（征求意见稿）》，真实世界研究开始在国内尝试。

国外医疗健康大数据公司主要为医疗服务提供者提供PaaS平台（Platform-as-a-Service）。将大量数据变为可用性数据后，利用人工智能或机器学习提供辅助决策支持。该领域聚集了大量的创业公司和巨头公司。国外创业公司主要有两种商业模式：一是向医疗服务提供者和保险服务方收费。大数据提供的决策支持能够带来更好的医疗结果，提高效率，节约成本。随着医疗保险未来更多地基于结果付费，医疗服务提供者和医疗服务支付者都面临着越来越大的控费压力，这类公司的客户群也将越来越大。二是提供免费或廉价的服务，然后通过后台收集的数据盈利，而这些数据最大的付费方就是药企。数据对于制药公司有着巨大的价值，药企是潜在的巨大付费方。

3. 我国医疗大数据医工结合存在的问题

医疗大数据会在临床诊断、预测治疗方案的成本与疗效、精准的个体化治疗、药物研发和临床科研等方面发挥巨大价值。

我国医疗大数据近几年得到了快速发展，但仍存在很多问题，尤其是在数据共享、利用等方面。

数据共享程度低。近年来，全国各地建设全民健康信息平台，在一定程度上促进了数据的互联互通，但全面健康信息平台以监管为主，采集的数据很难得到有效利用。业内的某些人型医疗机构不愿将医疗大数据与其他医院共享，数据共享只能寄希望于卫生行政部门出台具体政策。现阶段各医院的信息仍难以互联互通。

数据未得到有效利用。我国医疗数据呈碎片化，且多为非结构化的无效数据，海量数据沉睡在各级医院中，无法高效利用。目前对这些数据的深入、有效分析较少，数据挖掘分析效果欠佳，导致医疗大数据在医疗信息化过程中的利用率较低，数据分析、数据挖掘的作用尚未充分体现。

我国现有的绝大部分的生物医学数据库（集）尚未达到"科研数据库（集）"或"临床试验数据库（集）"的标准。在未实现生物医学数据语义标准化的状态下，既缺乏相关标准术语集，更缺乏语义标准化技术支撑系统，极大制约着生物大数据的研究、分析、发掘、利用。这就需要将原始数据结构化、标准化，转化为计算机可读的数据，这需要经过多源数据接入、统一模型映射、清洗、质控、数据增强等过程。

现阶段生物医学各类数据库普遍存在三大现状："小""差""乱"。"小"

指的是很多数据库规模小、数据条目结构少。"差"指的是数据质量差、数据不完整，经常发生数据丢失的现象。"乱"是指数据一致性差（包括数据标准繁杂，数据结构一致性和语义一致性差），数据库融合共享可能性低。因此，需要利用人工智能技术改善国内生物医学数据库的现状。

4. 我国医疗大数据医工结合生态建议

为更好地促进医疗人工智能的发展，需要充分借助医疗大数据来发挥作用，建议通过建立区域性医疗大数据中心，采取"政府开放数据、企业主导运作、生态融合发展"的创新机制，来更好地促进医疗大数据和人工智能的结合。

政府开放数据。政府需制定大数据采集应用规范标准和政策法规，规范行业发展，同时牵头协调汇聚当地医疗机构的全量医疗数据，在合法合规的前提下进行开放共享，吸引企业来本地投资建设医疗大数据项目，通过大数据项目来发展当地的医疗健康大数据产业。

企业主导运作。专业企业建设医疗大数据项目，盘活医疗健康大数据，促进医疗和人工智能的快速发展。由行业内大型企业，尤其是具有国资背景的企业来运作大数据项目，这样可以确保项目运营的主导权可控可管，也更具备长期运营的基础，避免企业过度关注短期收益。在政府牵头和企业运作下，鼓励大量社会企业、医疗机构、大学、科研机构等积极参与医疗健康数据的应用研究，聚集最广泛的社会之力投入数据应用研究，形成百花齐放的局面，汇聚治理医疗健康大数据，联合生态伙伴，面向政府、医疗、个人和第三方企业的增值运营服务，培育带动医疗健康大数据产业链，带动医疗人工智能发展，实现大数据业务经营、卫生健康事业发展和大数据产业发展的多赢。

生态融合发展。运营企业充分发挥人工智能、云计算、大数据、5G移动互联网、区块链等技术的融合创新优势，以"平台+生态"模式，积极整合国内外领先的大数据创新、应用、科研、分析等领域的合作伙伴到本地发展，不断提升医疗健康大数据应用深度和广度，打造基于大数据的"互联网+医疗健康"新型服务模式，推动本地人工智能和"互联网+医疗健康"服务产业发展，建设医疗健康大数据产业生态链，最终实现以数引智、以数育商，带动当地经济发展。

成立标注中心，建立标注通用标准。需要找到一套标准和方法，让数据标注更加准确和具有客观性。在数据上，医师可以建立大样本的单病种数据库，提高训练数据质量，并在此基础上规范化标注，形成高质量训练集。比如，建设一个具有广泛性的、大家都能认可的标准数据库，对企业的医疗人工智能产品进行验证。这样一个数据库中的数据必须是来源于全国各地的，而且包含各种性质的疾病，按照一定比例分布。最为关键的是，需要从全国招募接触过人工智能的医师，并按照一套设计好的标准方案对其培训后进行数据标注，保证其公平性。医师还应当成为质量控制和标准的制定者和执行者。比如，制定图像采集和图像质量标准，形成数据库建设的构成比例、病种分布、病灶类型等专家共识，形成各单病种影像征象和描写术语以及人工智能模型数据标记专家共识。我国需要有专业的公司，成立标注中心，建立标注通用标准，采用交互式标注的方式提高标注的效率和质量，并为数据的质量制定标准化等级。

建立医疗健康大数据智能服务平台。建立医疗健康大数据智能服务平台为相关产业提供高质量数据基础、高效的算法模型，能加强不同产业链之间的交流合作，推动医疗健康产业的良性互动发展，带动医疗健康产业区域经济发展。医疗健康大数据对社会资本具有强大的吸引效应，社会资本的流入是带动地区经济活力的重要基础；而相关科研成果的转化也将打开相关市场，并有望产生新的产业增长，形成大数据医疗健康生态圈，为地方经济活力注入新动能，带动当地乃至辐射周边的产业进步和经济发展。

医疗健康大数据智能服务平台有利于重塑产业链、供应链、价值链，优化资源配置，引领区域协同发展。释放大数据红利，为相关地区的数据开放、产业对接奠定基础。

建立医疗数据交换通用标准。逐步建立医疗数据交换通用标准，使得数据流转的安全、隐私、所有权、管理权问题能够有据可依，进而促进数据的流通与应用。

当前，很多医院已完成电子病历系统、检查检验系统等信息化建设工作，产生了庞大且繁杂的医疗数据。由于各医院独立运营，数据库规则不尽相同，导致医院间相互协作、业务互联互通极度困难。建议制定统一的行业标准，并结合行业标准，搭建非结构化数据转换的标准与规范体系。

系统性培养复合型人才。与不断生成的海量健康数据形成对比的是大数据人才的短缺。医疗与计算机同属于知识密集型行业，医疗大数据初兴，了解这两个行业特点的复合型人才少之又少。只有系统性培养体系逐步建立，医疗健康行业的大数据人才短缺现象才会逐步得到改善。

三、5G技术的快速发展与应用对生态建设的影响

5G作为最新一代的移动通信技术，其超高速率、超低时延、超大链轨的显著特性，加快了大数据、云计算、人工智能等新一代信息技术的创新突破和集成应用，将开启医疗发展新时代。

结合5G的优势，构建"互联网+医疗健康"的合作与促进平台，聚集"政、产、学、研、用"各领域的中坚力量及相关机构，服务医疗产业，支撑政府决策，推动"互联网+医疗健康"的发展，为健康中国、分级诊疗、互联网医院提供支撑。

医疗生态应以人为本。以第一性原理回归医疗本质，集成大数据、人工智能、5G通信、物联网等现代智慧科技手段，深度融合医疗健康体系，直击医疗实践的痛点，破解医疗健康服务的难题，通过全要素、全流程、全链条的系统优化，实现优质、高效、经济的价值医疗，打造全新的5G医疗生态。

人工智能在5G时代下，可以提供更快的响应速度、丰富的内容、更智能的应用模式以及更直观的用户体验。可以说，5G不仅是提升网速，更将补齐制约人工智能发展的短板，成为驱动人工智能的新动力。每个人工智能的应用都需要一个专属的网络，根据应用需求实时动态地进行调整，满足快速变化的业务需求。而5G核心网构建逻辑隔离的网络切片，能提供网络功能和资源按需部署的能力，来满足未来医疗行业多样化的业务需求，为每个人工智能的医疗应用打造一个私人定制的网络。

人工智能在医疗领域的应用包括虚拟助理、病历与文献分析、远程医学影像辅助诊断、远程诊疗结果预测、药物研发以及基因测序等。在5G与人工智能进行结合之后，基于5G的超大带宽可实时传输患者的影像数据和患者及医生端的高清视频，结合人工智能辅助建模、智能识别等，上级医院专家医生可通过远程会诊为基层医院患者提供辅助诊断和及时准确的远程手术和治疗指导。康复过程中的病情监护及定期复查对于患者至关重要，5G技术可支持海量医疗检测设备采集的数据传输给医院监护中心，结合人工智能算法实现患者身体状况的智能监护并及时发现异常情况，5G赋能的远程会诊等应用使得患者能够在基层医院进行病情复查与康复指导。

由此可见，5G和人工智能的关系是互相促进、互相作用、互相影响的。5G可以称得上是基础设施，如同"信息高速公路"一样，它为庞大数据量和信息量的传递提供了可能性，同时，它也带来了更为高效的传输速度；而人工智能，不仅仅是云端大脑，也是能够完成学习和演化的神经网络。人工智能将赋予机器人类的智慧，5G将使万物互联变成可能。二者相结合，会为整个智慧医疗领域的改进和行业的发展带来前所未有的提升。

（一）5G在医疗健康领域的技术融合趋势

5G是未来移动通信市场的重要增长点，是业务创新的重要驱动力，而医疗健康行业是5G的一个重要应用领域。为了在疾病诊断、监护和治疗等方面提供充分而深入的信息化、移动化和远程化医疗服务，5G需要与大数据、互联网、人工智能、区块链等其他前沿技术进行充分融合，从而真正实现如下目标：创新智慧医疗业务应用，节省医院运营成本；促进医疗资源共享下沉，提升医疗效率和诊断水平，缓解患者看病难的问题，协助推进偏远地区的精准扶贫；推进深化医药卫生体制改革，加快"健康中国"建设和推动医疗健康产业发展。

5G大带宽、低延时、高可靠性、海量接入在医疗健康行业具有极大的应用优势，将在技术层面为远程医疗提供强有力的支撑，改变患者异地就医及出国看病的现状。具体可以解决如下需求：一是高清音视频及海量数据的高速移动化传输。随着通信技术的发展，远程会诊由电话会诊、普通标清视频会诊，向高清、超清会诊发展，对网络带宽提出了更高的要求。在移动式远程会诊、远程急救等移动类场景下，医学影像、电子病历等信息的高速传输和实时调阅也对网络传输速率、移动性和实时性提出了更高的要求。二是可靠的远程操控类医疗服务。我国医疗资源分布不均衡，远程检查、远程手术等新型远程操控类业务有助于提升基层医疗机构的诊疗水平。远程操控类医疗业务对时延和安全性均有极高的要求，需构建高速可靠的网络传输通道保障业务的实时性和数据的安全性。三是海量物联网设备连接管理。医院人员结构复杂，医疗设备、耗材、药品等各类资产数目庞大，导致医院安全管理难度大、资产运营效益较低。运用物联网技术，将可穿戴设备、院内各类资产设备连接入网，对各类资产进行全生命周期的监控与管理，提高医疗设备的安全性和使用率，提升医院管理效能。同时，医院能够对人员进行实时定位，提升院内安保水平。

目前，智慧医院的概念已经拓展到医疗信息互联、共享协作、临床创新、诊断科学等领域。智慧医院是基于移动通信、互联网、物联网、云计算、大数据、人工智能等先进的信息通信技术，建立以电子病历为核心的医疗信息化系统平台，将患者、医护人员、医疗设备和医疗机构等连接起来，通过丰富的智能医疗应用、智能医疗器械、智能医疗平台等，实现诊断、治疗、康复、支付、卫生管理等各环节的高度信息化、自动化、移动化和智能化，为人们提供高质量的医疗服务。

物联网、大数据、云计算、人工智能、传感技术的发展使得计算机处理数据的能力呈现数量级的增长，众多辅助决策、辅助医疗手段成为可能。而移动通信技术促使医院联合医疗保险、社会服务等部门，在诊前、诊中、诊后以及医疗支持等各个环节，简化患者就医流程；该技术也使得医疗信息在患者、医疗设备、医院信息系统和医护人员间流动共享，实现医疗业务移动办公，极大提高医疗工作效率。

5G的各种高性能特征在提升现有医疗手段性能方面将会发挥关键作用，在移动急救车、人工智能辅助诊疗、虚拟现实教学、影像设备赋能等多个高价值应用场景中，5G应用可以让每个人都能够享受及时便利的智慧医疗服务。5G应用的更大意义在于它提供了进行业务创新的基础能力，提供了在临床医学中探索和实践大量创新业务的条件，可以为患者提供以数字化为特征的、智能化与个性化相结合的诊疗服务，具体涉及预防、诊断、治疗和护理整个健康管理的全过程。

通过与人工智能、大数据、区块链、可穿戴等技术的融合，5G可以实现或提升多个场景下的业务能力，比如，各类医疗终端设备的数据采集和利用；基于人工智能的智能分诊，诊断辅助和电子病历书写等功能；将区块链技术作为底层数据，对底层数据进行加密，实现医疗病患隐私数据的安全可靠传输；基于移动终端和可穿戴等设备，能够满足居民日常健康管理和慢性病康复治疗的需要，支持居民开展自我健康管理等。

（二）5G的优势与不足

1. 5G赋能医疗的能力

智慧网络能力。基于5G网络、SDN、网络切片和服务运维能力构建专有医疗网络，在院内和院间提供在上下行带宽、传输时延、网络安全等方面有针对性保障的医疗专网智慧医疗服务，扫清物理链路障碍，提升服务水平。

医疗行业云能力。基于云计算、边缘计算能力构建医疗行业云服务，以边缘云为抓手，在医联体和互联网+医疗体系内提供安全、可靠、高效和受信任的专业云服务。助力医疗数据互通，为医院、医疗服务企业解决数据安全和系统互联信任危机。

服务聚合能力。基于5G网络、边缘计算和系统集成能力构建医疗聚合服务。医疗云加载外部人工智能能力提供SaaS服务（通过网络即可获得第三方的软件），聚合资源提供综合服务。为大众用户、政府部门、医院/医生、医疗服务企业、医疗/健康设备商、IT系统企业等提供连接和聚合服务。

人工智能服务能力。5G+人工智能提升医疗服务水平，提供分析、识别、渲染等通用能力；提升医生诊断效率与准确度，增强医生技能；应用于医学影像、健康管理、疾病预测等场景。

2. 5G赋能医疗存在的问题

5G医疗健康的发展目前仅是起步阶段（或者是实验阶段），产业的顶层架构、系统设计和落地模式并不完善。短时间内想要实现全覆盖及全服务的可能性并不大。主要受到以下几个方面的影响。

我国5G医疗应用顶层设计并不完善，缺乏相关文件指引。这主要是5G技术和医疗领域的结合涉及跨行业和跨部门协调的问题，尚需相关文件出台引导，需要国家层面协调设计，形成协调机制，加强监管保障，引导医疗行业的健康发展。

我国5G智慧医疗应用处于实验阶段，相关技术沉淀空白，可行性研究存在不足。

5G智慧医疗在创新型医疗器械、终端设备接入方式、数据格式和应用数据等方面存在标准不统一的问题。

5G在医疗领域的大规模铺开首先要解决的是高成本的问题。建设基站和配套设备的费用高昂，同时，临床医学容错率低的特点也使得5G医疗还将面临伦理和责任界定的问题。

无线医疗应用场景众多，不同的应用场景对网络需求差别较大，目前缺乏标准规范定义5G医疗健康的网络指标要求，还没有建立标准体系。

监管手段有待进一步跟进，5G新技术的应用快速发展，加快了医疗健康领域各应用的数据流通，有可能还会存在医疗质量以及数据安全的风险，需要进一步创新监管的方式，确保医疗质量和数据安全。

四、医疗健康人工智能生态理论与发展规划

（一）医疗健康人工智能生态新的理论

医疗健康人工智能生态建设的目标是建设一个生态要素完整的、形成各方共识的、多个层面推进的、突破各自原有生态圈的、跨界融合的、有效与高效运转的生态系统。

1. 建设要素完整的生态系统

建立一个包含政府、人工智能企业、医疗机构、科研院所等要素的完整的生态系统对于整个人工智能医疗产业的发展至关重要。

目前来看，人工智能医疗行业仍然处于早期发展阶段。人工智能辅诊、人工智能影像等人工智能医疗产品作为提升医疗质量和效率的工具已经初步得到了认可，在许多医疗场景下也得到了验证，但是产业自身的发展还较为缓慢。目前虽然已经有不少科研机构、企业、临床专家在积极探索，然而，囿于相对漫长的诊疗周期、丰富的赛道类别、海量的精准医学证据，如果大家依旧各自独立发展、开展零星式研究，最终是很难形成规模效应的。换言之，推动人工智能医疗的发展不是独立个

体可以做到的，需要一个完整的生态，让大家都参与进来共同推动。在这个生态里，有提供政策引导和激励的政府，有拥有领先技术的人工智能公司，有临床需求和深刻医疗理解的医院/医生，有专注科研投入的高校研所，以及人工智能医疗上下游企业包括药企、险企等。这样的生态系统能源源不断地为人工智能医疗的发展输出人才、输出想法（需求）、输出医疗资源，能让与人工智能相关、与医疗相关的业界资源优势互补、高效整合利用。

在医疗人工智能生态中，各个要素采用开放合作的战略思路去积极联合业内同仁，包括高校、科研院所、医院、医生、厂商、药企等医疗行业参与者。通过与这些参与者的沟通交流，加深对临床需求的理解。只有了解了"需求"，才能更高效地"供给"，即聚焦研发资源在医疗最需要的地方。此外，和众多行业参与者的协同，还能增进与医疗场景的融合，构建一套从需求到研发，到试用，再到落地的成果转化链，让更多优秀的人工智能医疗产品快速落地。

2. 形成各方共识

从建设生态系统的角度，要高效、低成本地提高医工融合效果、成果的临床应用效果与产业化效果，需要各方形成如下共识。

明确发展环境：生态各方参与者要关注大的政策环境、技术发展的可行性、医疗场景的需求、应用的监管政策等。目前基层明显存在医疗资源匮乏的问题，而许多问题可以通过技术改进来解决，众多企业与研究机构都在加大对人工智能技术的投入，积极开展与医学方面的合作，监管层面也在不断完善，这些环境都促进了医工学科融合。

明确各方角色：各方参与者要明确并找准自身定位，找准自己的受众，明确相关的各方参与者，与相关方做好配合。一方面加强医学方面如医院、传统医疗公司、器械公司间的合作，增加医工学科融合的经验。另一方面，建立医工结合针对性的人才培养或人才招揽体系，快速改善相关人才缺失的状况。

明确目标与问题：各方参与者要将相应的目标和问题逐步递进深入分析展开，找到明确的发力点，减少无用功。在此过程中，各方参与者都要积极参与进来，以确保产品的实用性和可行性。

3. 多个层面推进

政府层面：政府从三个层次上给行业更积极的引导，可以极大激励行业增大投入、加速产出。首先，从顶层设计开始扶持行业，比如"人工智能医疗发展纲要/规划"等，从宏观的角度为人工智能医疗引导方向，为产业化奠定政策基础。其次，在市场准入和行业标准方面对行业进行支持和规范，让行业更加标准化地运行，用严格科学的方式方法打造更多有益于医疗、社会的成果，比如人工智能医疗优先审评程序、人工智能医疗行业标准等。最后，对真正有用的产品进行扶持，比如通过国家/省级层面采购，让人工智能技术快速用于医疗行业，通过示范工程帮扶、简化政策流程等对龙头企业进行针对性的扶持。

行业层面：医院/医生、人工智能技术公司及上下游企业需要形成人工智能产业共识及联盟。医院/医生从临床需求出发，为下游企业指明方向并与之紧密合作，真正融入人工智能医疗的产业链。相应地，作为创新原动力的人工智能技术公司迅速在供给和需求上进行相应匹配，针对医院/医生的痛点，或者市场的需求，有的放矢聚焦资源在最紧要的赛道上，推动科研成果转化。此外，行业在信息层面进行互通，可以通过联盟让真正的需求方迅速获取最合适的行业解决方案，形成规模化的推广趋势。

参与者层面：生态的搭建需要有领头羊企业或医院牵头，但更需要多方共同努力，磨合出高效的产业链，打通从产品研发到规模化落地的全流程。同时，生态系统需要形成一套合理的商业利益分配机制，对参与者进行科学的激励机制，让各界携手共同助力行业发展。

（二）医疗健康人工智能生态新的发展规划

1. 持续性推广医疗人工智能技术

将发展较快、较好的医疗人工智能技术纳入医院评分，提高医院采用新技术的积极性。

医疗人工智能产品作为新一代医疗器械设备应当纳入"国产设备"的推广政策中，为民族企业提供良好的运营环境和技术发展的平台。

制定医疗人工智能产业化规划或发展纲要，为医疗人工智能产业化发展奠定基调，帮助行业快速构建从研发到落地的产业链。

2. 完善人工智能领域相关的治理机制

建立更高级别的专门协调机制。目前我国人工智能领域工作由国家科技体制改革和创新体系建设领导小组牵头统筹协调，规划落地和执行需要多个部委协同完成，产生了一些政策脱节和不对接的情况，需要从顶层机制方面加强协调，解决各个领域应用落地衔接等问题。

建立健全政府和企业之间的常规沟通机制。人工智能企业发展较快，很多企业对政府的行业发展引导政策理解不够深入，对医疗人工智能应用的思考和诉求无法快速向政府反映。政府也无法快速得到市场信息，来加快政策的迭代。需建议建立较为灵活的政企日常沟通和咨询机制，以加快双向沟通。

3. 优化更有利于人工智能行业的营商环境

加强医疗人工智能领域人才、知识产权、科研攻关等基础方面的国家政策和资金扶持力度。医疗人工智能企业发展依赖于基础理论的研究和拓展，需要高昂的成本投入、人才投资和时间积累。当前我国在人才、研究等方面与美国相比处于落后位置，需要从政府层面加大对基础科研、学科建设、知识产权等领域的政策及资金支持，帮助鼓励我国企业和研究机构迎头赶上，提升产业发展基础理论水平。

创新医疗人工智能监管政策环境，完善医疗人工智能实现商业化闭环的政策保障，强化应用场景和数据使用方面的竞争优势。目前，基于庞大的经济和人口规模，我国在人工智能应用场景和数据使用的丰富性方面优于美国，但是在准入政策、医院收费、医保报销等方面相比于美国显得更加保守。比如，我国还未将医疗人工智能纳入医院收费项及医保报销服务项，也还未有相应机制推动相应政策的落实，而美国目前有不少人工智能产品已经被纳入美国医疗服务项目和医保报销目录当中。这些政策限制因素，致使我国医疗人工智能技术无法快速商业化和普及化，企业生存压力巨大，长此以往必将被美国人工智能企业淘汰出局。

完善产品质量标准体系和追责体系，研究未取得注册证的应用快速落地到临床的流程与机制，包括未取得注册证的应用进入医保目录的审核机制。健全医疗人工智能产品的定价体系，在定价体系中体现数字化改造、存储、人工智能处理等环节。加快制定5G远程医疗尤其是在远程手术方面的法律规范。

积极鼓励国内医疗机构大胆采购创新技术。现阶段国内已经有不少医疗机构使用了人工智能技术，而且在特定场景当中已经属于高频使用（比如日常肺癌筛查与诊断）。但是医院采购流程往往非常漫长，涉及环节众多，不少决策者因为害怕犯错误而不愿、不敢采购新技术产品，造成大量医院只使用免费产品的局面。若能明确态度鼓励公立医疗机构大胆采购已经获得国家认证的医疗人工智能产品，将非常有助于行业长期健康发展。

对研发实力强、研发投入大的龙头企业和标杆项目给予资金和政策支持（如准入方面优先审批、落地应用方面示范工程等），从而促进更多、更快的成果转化。

4. 提前规划人工智能行业出海布局和战略

大力扶持医疗人工智能企业走出国门，努力抢占国际产业控制权和制高点。当前，美国、欧洲、日本、非洲、拉美、中亚等国家和地区都对医疗人工智能技术有强劲的潜在需求，而我国医疗人工智能产品已进入海外医疗机构。同时我国企业与联合国国际电信联盟、世界卫生组织等机构取得了良好合作关系。若国家能采取有效措施给予特别支持和帮扶，将更有助于我国企业把握机遇，参与并牵头制定国际标准、指南、共识，抢占国际产业标准主导权，成为创新行业和技术的国际领先者。比如，可以鼓励援外经费更多采购我国的产品以及解决方案（软件和信息系统、人工智能辅助诊断工具等），可以参照发达国家经验，将外交与经贸活动更深度结合，在成熟的政治治理体系中探索推进以我国为主导的各种标准、规范、准入规定的一体化互认互通。

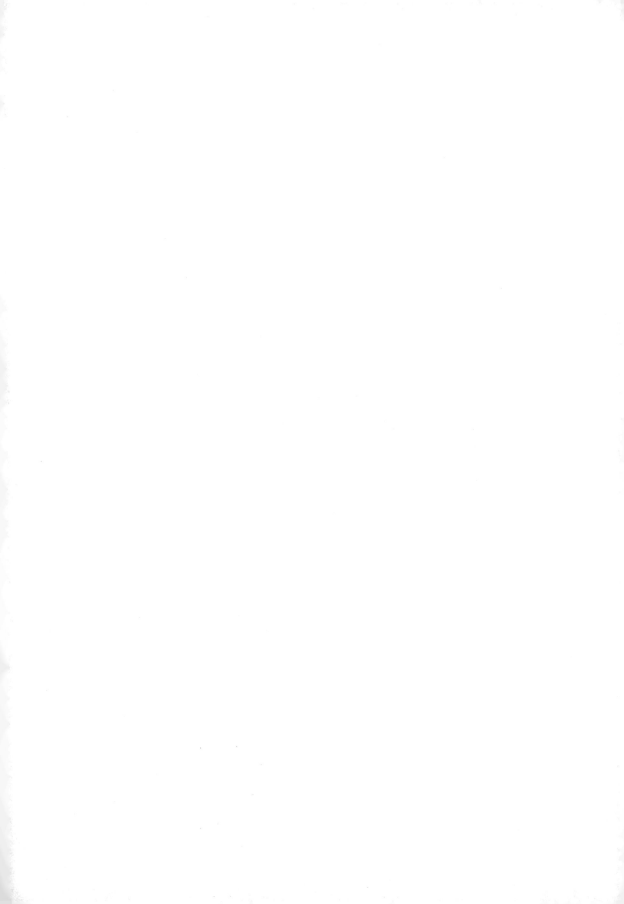

　　健康是促进人全面发展的必然要求，是经济社会发展的基础条件。伴随卫生信息化和医疗健康大数据的迅速发展，人工智能技术在疾病诊疗、健康管理、药物研发、精准医学等方面的作用凸显，符合人口快速老龄化和疾病模式转变背景下，市场供给侧和需求侧均衡发展的要求。

　　近年来，党中央、国务院高度重视医疗健康领域人工智能技术的发展。自2015年以来，《"十三五"国家科技创新规划》《国务院关于印发新一代人工智能发展规划的通知》《促进新一代人工智能产业发展三年行动计划（2018～2020年）》等政策出台，促进并推动了人工智能健康产业的发展。

　　虽然成绩显著，但存在的问题与困难依然突出。政府部门间政策协调和衔接不足；数据联通共享难；融资规模低、融资方式单一，企业预期未来融资困难；产品定价和支付缺乏支撑，商业闭环难形成；审批效率有待提升，市场准入难度大等问题依然是产业发展面临的巨大挑战。

　　在上述背景下，为了更准确地把握医疗健康人工智能产业发展现状和面临的挑战，课题组先后赴北京和深圳，对相关企业和医院进行实地考察和座谈，并对42家头部企业进行了问卷调查。

　　经过一年多的努力，《人工智能在医疗健康领域的应用》终于呈献给读者了。

本书由一个总报告和五个专题报告组成。各专题报告的专家团队均出色地完成了委托报告，包括：《医疗健康领域人工智能的信息化基础建设研究》（颜强）、《医疗健康领域人工智能产业发展的政策与策略研究》（曹健）、《医疗健康领域人工智能的准入与监管研究》（曹艳林）、《医疗健康领域人工智能的研发与推广研究》（姜雪）、《医疗健康领域人工智能的生态建设研究》（张成文）。

本课题的顺利完成，离不开全体课题组成员的辛勤投入和众多单位的大力支持。红杉资本中国基金为本课题研究提供了赞助支持。红杉资本全球执行合伙人沈南鹏是这次课题研究的重要发起人和支持者，并对课题研究方向给予了宝贵意见；红杉中国董事总经理翟佳和市场品牌总监丁飞洋在百忙之中协调多家被投企业配合课题组的调研和采访。推想科技、第四范式、医联、明略科技、企鹅杏仁、森亿智能、晶泰科技、微医、依图科技、圆心科技和体素科技等为课题组提供了翔实的第一手资料和洞察。

中国发展研究基金会为报告的完成投入了大量精力。中国发展研究基金会副理事长卢迈对课题的研究设计给予了宝贵建议，研究二部主任邱月负责课题协调，和项目官员马璐岩、程昭雯、于孟轲共同完成了具体的课题组织、各项准备工作和报告撰写。

我们希望，这项研究能够为医疗健康人工智能行业的发展提供有益借鉴，为国家在推动人工智能在医疗健康领域的应用提供循证决策。

值本书付梓之际，作为课题组组长，我谨代表中国发展研究基金会，对课题组全体成员和对课题提供支持和帮助的单位和个人表示诚挚的感谢！

中国发展研究基金会秘书长、研究员